GW01454051

PIEDRAS CURATIVAS

EDAF / NUEVA ERA

MICHAEL GIENGER

PIEDRAS CURATIVAS

430 piedras de la A a la Z

Traducción de Paloma Sánchez

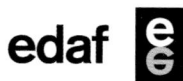

edaf

MADRID - MÉXICO - BUENOS AIRES - SAN JUAN - SANTIAGO - MIAMI

2013

Título original: HEILSTEINE

© 2003. Michael Gienger
© 2008. De la traducción, Paloma Sánchez
© 2009. De esta edición, Editorial EDAF, S. L. U., por acuerdo con Neue Erde Verlag GmbH.

Fotos: Ines Blersch
Diseño de cubierta: David Reneses

Editorial EDAF, S. L. U.
Jorge Juan, 68. 28009 Madrid
http://www.edaf.net
edaf@edaf.net

Algaba Ediciones, S.A. de C.V.
Calle, 21, Poniente 3323, Colonia Belisario Domínguez
Puebla, 72180, México. Tfno.: 52 22 22 11 13 87
jaime.breton@edaf.com.mx

Edaf del Plata, S. A.
Chile, 2222
1227 - Buenos Aires, Argentina
edaf4@speedy.com.ar

Edaf Antillas, Inc
Local 30, A2, Zona Portuaria Puerto Nuevo
San Juan, PR (00920)
carlos@forsapr.com

Edaf Chile, S.A.
Coyancura, 2270, oficina 914, Providencia
Santiago - Chile
comercialedafchile@edafchile.cl

6.ª reimpresión, septiembre 2015

ISBN: 978-84-414-2045-8
Depósito legal: M. 49.980-2010

PRINTED IN SPAIN   IMPRESO EN ESPAÑA
Impreso por Cofas, S.L. -Móstoles- Madrid

Aviso de la editorial

Los datos recogidos en este libro se han recopilado con la mejor de las intenciones, y los efectos curativos de las piedras fueron probados de múltiples formas. Sin embargo, puesto que las personas pueden reaccionar de maneras distintas, la editorial y los autores no pueden asumir ninguna garantía de la efectividad de las piedras y tampoco responder de la imprudencia de las aplicaciones irresponsables. En caso de enfermedad, por favor, acuda a su médico o naturópata.

La guía fácil para el empleo de las piedras curativas

Veinte años después de la primera publicación moderna sobre la fuerza curativa de las piedras preciosas, Michael Gienger presenta ahora una guía fácil con explicaciones y fotografías de las piedras curativas empleadas en la actualidad. Como pionero y uno de los investigadores más comprometidos con el arte de curación con piedras, ha conseguido describir de forma concisa y clara los efectos curativos específicos de 430 piedras y, al mismo tiempo, explicar con precisión cada piedra curativa, de modo que cada una de ellas se pueda diferenciar de forma clara.

En esta guía se recopila el desarrollo que ha experimentado el arte de curación con piedras a lo largo de tres septenios: siete años de trabajo pionero, siete años de investigación sistemática y siete años de experiencia práctica; sin esta base y sin la colaboración de muchos naturópatas, médicos y expertos en piedras preciosas no hubiera sido posible realizar esta obra. ¡Por ello, doy las gracias encarecidamente a todos los implicados!

Se elaboró esta guía para todos los que buscan información fiable y fácilmente abarcable sobre piedras curativas:

- Para todas aquellas personas que buscan orientación sobre las propiedades curativas de las piedras.

- Para todos los naturópatas, médicos y expertos en piedras preciosas a modo de recopilación de las piedras curativas actuales.

- Para todos los que manejen o trabajen con piedras como información importante sobre el estado actual del arte curativo con las piedras.

En pocas palabras: ¡una guía para todos los que manejan las piedras! Pero véalo usted mismo…

Cómo usar esta guía

La utilidad de la presente guía es definir y presentar las características tanto mineralógicas como curativas de las piedras curativas utilizadas en la actualidad. La guía debe ofrecer orientación rápida sobre las propiedades fundamentales de una piedra. Si así se desea, se podrá profundizar en esta información con la bibliografía proporcionada. Se darán detalles sobre los siguientes datos:

Título: El título de cada apartado da nombre (uno o varios) a la piedra presentada. Para ello se aportan, junto con las denominaciones mineralógicas, los nombres comunes, en caso de que estos describan o faciliten una identificación más precisa de la piedra en cuestión.

Para diferenciar los dos nombres se presentarán las denominaciones científicas reconocidas en **negro** y, en cambio, los nombres comunes en **azul**. Los títulos elegidos aquí también son una propuesta para su manejo y para todos a los que les interese una denominación correcta e inequívoca de las piedras.

Mineralogía: Aquí puede encontrar una pequeña descripción mineralógica, sobre todo, la clase mineral a la que pertenece y, en caso necesario, el grupo mineral, así como el sistema cristalino y el tipo de formación («primaria» —formación magmática—, «secundaria» —formada a través de la erosión y sedimentación—, «terciaria» —formación metamórfica sometida a presión y calor—). Estos datos, junto con el color visible de una piedra, son muy importantes para sus propiedades curativas y su utilización. Su significado lo encontrará en Michael Gienger, *Die Steinheilkunde*, Neue Erde Verlag, 1995.

Indicaciones: Aquí encontrará las propiedades curativas y efectividad más relevantes de una piedra. Se ha tenido en cuenta, en particular, cada síntoma dominante que caracterice a la piedra en cuestión y que la distinga de otra.

(E) designa «el plano emocional y espiritual», la esencia del hombre con propósitos importantes, metas y la temática vital; **(S)** indica «la parte espiritual o subconsciente», con temperamento, sensaciones, sentimientos, sueños, vivencias espirituales, costumbres y reacciones no conscientes; **(R)** se refiere a «la razón o al plano mental», con ideas, convicciones, reflexiones, así como a la forma de pensar y de actuar conscientemente; **(C)** describe «el plano corporal», todo el organismo completo con sus sentidos, órganos y funciones.

Mediante la delimitación de estos cuatro planos se diferencia de forma clara aquello sobre lo que se puede influir, lo que se puede potenciar, modificar o sanar con la piedra.

Disp.: En este apartado se intenta hacer una valoración de la disponibilidad de la piedra en cuestión. Por naturaleza, esta está sujeta a grandes variaciones dependiendo de qué minas o yacimientos se investigan o en los que se esté trabajando en la actualidad. Por ello, los datos no son «absolutos» en ningún caso;

únicamente deben contribuir a hacer una valoración de las oportunidades viables de encontrar en el mercado a corto plazo una piedra curativa deseada. ¡Además, la disponibilidad no siempre coincide con la rareza de la piedra! Las piedras inusitadas que gozan de mucha popularidad, a veces, están más disponibles que las que se encuentran con más frecuencia y, sin embargo, son piedras menos conocidas.

La disponibilidad detallada se ha dividido de la siguiente forma:

Muy buena: Disponible desde hace mucho tiempo de forma ininterrumpida, en grandes cantidades y sometida a procesos de tratamiento diferentes. A corto plazo no hay dificultades para conseguirla en las formas tratadas más comunes.

Buena: Por lo general, hay suficiente disponibilidad. En un futuro venidero tampoco van a existir restricciones para conseguir esta piedra o, al menos, determinados tratamientos de esta.

Escasa: No siempre está disponible. Con frecuencia hay limitaciones para conseguirla, en determinados casos se puede disponer de algunos tratamientos exclusivos de la piedra. Los recursos son variables o están limitados.

Muy escasa: De disponibilidad muy difícil. Muchas dificultades para conseguirla durante mucho tiempo. Solo está disponible, de forma ocasional, en tratamientos muy determinados y escasos; los recursos están muy limitados.

Rareza: De disponibilidad escasísima. Solo es posible conseguirla en situaciones muy determinadas. Para esta piedra solo existen recursos mínimos, los yacimientos ya conocidos se han explotado al completo o ya no se tiene acceso a ellos.

◯ Esta última casilla debe proporcionarle a usted la posibilidad de marcar sus propias piedras, para que pueda llevar un pequeño control de las que ya tiene en su colección, en su farmacia casera, en sus muestras para experimentación o en su material para tratamientos.

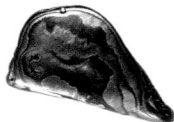

ABALON

Mineralogía: caparazón de molusco (aragonita, rómbico, secundaria).

Indicaciones: **(E)** buen humor, seguridad, protección; **(S)** superación del abatimiento, la inseguridad y la decepción; **(R)** trato más atento con uno mismo y los demás; **(C)** alivia el picor y las irritaciones de la piel, del limo y los órganos sensoriales.

Disp.: muy buena ○

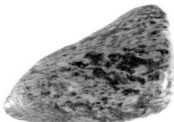

ACTINOLITA (Nefrita)

Mineralogía: cadena de silicatos que pertenece a la familia de los Anfíboles (monoclínico, terciaria).

Indicaciones: **(E)** metodismo, reorientación, uno se siente consecuente; **(S)** fomenta la autoestima y la armonía; **(R)** estimula para llevar a cabo una meta de manera consecuente; **(C)** estimula el hígado y los riñones, así como los procesos de crecimiento y de elaboración de tejidos.

Disp.: muy escasa ○

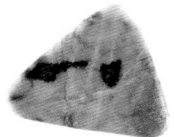

ACTINOLITA CON CLORITA (Nefrita con clorita)

Mineralogía: cadena de silicato rica en minerales (monoclínico, terciaria).

Indicaciones: **(E)** éxito conseguido mediante la tenacidad; **(S)** aporta paciencia y confianza en uno mismo; **(R)** facilita la toma de decisiones; **(C)** fomenta el funcionamiento del hígado y los riñones y, asimismo, estimula todos los procesos relacionados con la regeneración, crecimiento y construcción de tejidos en el cuerpo.

Disp.: escasa ○

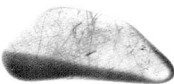

ACTINOLITA EN CUARZO (Nefrita en cuarzo)

Mineralogía: actinolita inserta en un cristal de cuarzo (monoclínico/trigonal, primaria).

Indicaciones: **(E)** reorientación, conciencia de uno mismo, cambio de rumbo; **(S)** ayuda a intuir el momento apropiado para realizar las cosas; **(R)** ayuda a superar los fallos y las equivocaciones; **(C)** estimula el hígado y los riñones, así como el metabolismo, la desintoxicación y la eliminación de impurezas.

Disp.: escasa ○

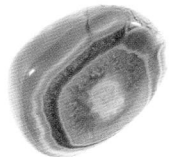

ÁGATA

Mineralogía: cuarzo con franjas (dióxido de silicio, trigonal, primaria).

Indicaciones: **(E)** estabilidad, concentración, madurez; **(S)** protección, certidumbre, seguridad; **(R)** sentido de la realidad, pensar de forma práctica, fácil resolución de problemas; **(C)** para los ojos, órganos huecos (cavidades abdominal e intestinal), vasos sanguíneos y piel. Piedra que protege durante el embarazo.

Disp.: muy buena ○

ÁGATA (Ágata bandeada)
Mineralogía: ágata con franjas dispuestas en paralelo (trigonal, primaria).
Indicaciones: (E) solidez, cohesión; **(S)** protección, seguridad, descanso interior; **(R)** para actuar y pensar de forma pragmática; **(C)** para el intestino y la digestión, fomenta la elasticidad de la pared de los vasos sanguíneos y previene la aparición de varices.

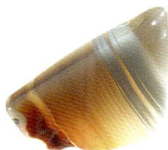

Disp.: buena ○

ÁGATA (Ágata de agua)
Mineralogía: ágata con una cavidad en el interior que contiene agua (trigonal, primaria).
Indicaciones: (E) crecimiento, protección, desarrollo; **(S)** aumenta la seguridad en uno mismo y la tranquilidad interior, mejora la intuición; **(R)** aumentan el cuidado y la franqueza a la hora de actuar; **(C)** protege durante el embarazo, regula la hidratación y los procesos hormonales.

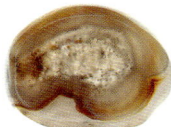

Disp.: escasa ○

ÁGATA (Ágata de fuego)
Mineralogía: ágata con estrato de ópalo noble (trigonal, primaria).
Indicaciones: (E) iniciativa, compromiso; **(S)** júbilo, satisfacción; **(R)** capacidad resolutoria, pensamiento positivo, valoración de las experiencias; **(C)** favorece la evacuación, contribuye a la eliminación de gases, sirve para los dolores intestinales, para la diarrea, el estreñimiento y las irritaciones (crónicas).

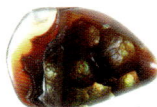

Disp.: escasa ○

ÁGATA (Ágata de ojo de gato)
Mineralogía: ágata similar a la pupila rodeada por el iris (trigonal, primaria).
Indicaciones: (E) interés, defensa, protección; **(S)** estabilidad, es buena contra las pesadillas; **(R)** le ayuda a uno a enfrentarse a las cosas; **(C)** para la irritación de los ojos, para la conjuntivitis o los desprendimientos de retina, glaucoma, dolores vasculares y de próstata.

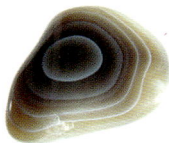

Disp.: buena ○

ÁGATA (Ágata dendrítica)
Mineralogía: ágata con manganeso y dendrita (trigonal, primaria).
Indicaciones: (E) integridad, depuración; **(S)** superación de situaciones en las que uno se siente vulnerado o agobiado; **(R)** meditación y solución de asuntos desagradables; **(C)** depuración de los tejidos de la piel, del limo, los pulmones y del intestino.

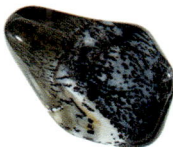

Disp.: escasa ○

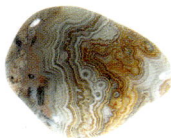

ÁGATA (Ágata Lace o Crazy Lace)
Mineralogía: ágata con bandas peculiares (trigonal, primaria).
Indicaciones: (E) destreza, agilidad, dinamismo; **(S)** vivacidad, capacidad de cambio, **(R)** flexibilidad a la hora de pensar y de actuar; **(C)** favorece el metabolismo de los tejidos, es muy buena para curar infecciones, picaduras de mosquito, varices y hemorroides.

Disp.: buena ○

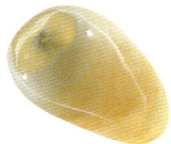

ÁGATA (Ágata tubular)
Mineralogía: ágata con oquedades tubulares (trigonal, primaria).
Indicaciones: (E) desarrollo, progreso; **(S)** tenacidad, aceptación de lo inevitable; **(R)** entendimiento, análisis de aquello que se ha considerado, **(C)** favorece las funciones llevadas a cabo por las glándulas y el metabolismo, va muy bien para la próstata, las ampollas y los dolores digestivos, impulsa el fortalecimiento.

Disp.: escasa ○

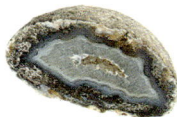

ÁGATA (Con burbuja o cavidad en su interior)
Mineralogía: ágata con dibujo parecido al de una burbuja (trigonal, primaria).
Indicaciones: (E) control, liberación, tranquilidad; **(S)** relajación, aislamiento; **(R)** los proyectos personales se llevan a cabo de manera consecuente; **(C)** para las ampollas, sobre todo para las inflamaciones, las retenciones de orina, la incontinencia urinaria, así como, para los dolores de próstata.

Disp.: buena ○

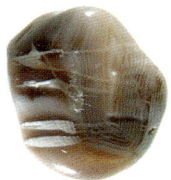

ÁGATA (Con estigmas)
Mineralogía: ágata con marcas parecidas a los estigmas (trigonal, primaria).
Indicaciones: (E) recuperación, alivio; **(S)** cicatrización de heridas del pasado; **(R)** superación activa del estrés y de los agobios; **(C)** mejora el metabolismo de la piel y los tejidos, favorece la cicatrización de heridas y reduce la formación de cicatrices.

Disp.: escasa ○

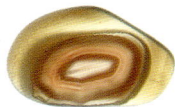

ÁGATA (Con forma de abdomen)
Mineralogía: ágata con dibujos parecidos a un abdomen (trigonal, primaria).
Indicaciones: (E) experiencias vitales, trabajo; **(S)** favorece la asimilación de impresiones y vivencias; **(R)** fomenta el aprendizaje y la reflexión serena; **(C)** para la digestión, el metabolismo, los dolores estomacales e intestinales como, por ejemplo, las náuseas o la gastritis.

Disp.: buena ○

ÁGATA (Con forma de matriz)
Mineralogía: ágata con forma semejante a una matriz (trigonal, primaria).

Indicaciones: (E) crecimiento, desarrollo, prosperidad; **(S)** solidez, persistencia; **(R)** reflexión consecuente; **(C)** para los dolores de útero, los derivados de la menstruación, durante el embarazo y para recuperar la forma después del embarazo.

Disp.: buena ○

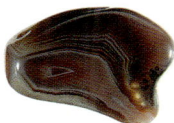

ÁGATA (Con forma de rescoldo)
Mineralogía: ágata con una zona rosada (trigonal, primaria).

Indicaciones: (E) cambio, consuelo, apaciguamiento; **(S)** confianza renovada para las circunstancias desafortunadas; **(R)** superación de los problemas con entusiasmo; **(C)** para las irritaciones en todos los órganos y tejidos, favorece la sudoración cuando se tiene fiebre.

Disp.: escasa ○

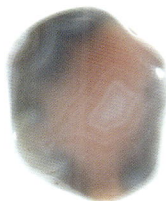

ÁGATA (Con geoda interior)
Mineralogía: ágata con riolita y porfirita (trigonal, primaria).

Indicaciones: (E) conciencia, agudeza, madurez; **(S)** sensación agradable de estabilidad interior, disminuye el estrés; **(R)** para un mejor entendimiento de lo que sucede y para reconocer las conexiones entre las cosas; **(C)** buena para el cerebro, la médula espinal, los nervios, el hígado, el sistema inmunitario y la regulación hormonal.

Disp.: escasa ○

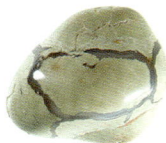

ÁGATA (Con la apariencia de una célula)
Mineralogía: ágata que recuerda a una célula o a tejidos celulares (trigonal, primaria).

Indicaciones: (E) capacidad de cambio, regeneración; **(S)** ayuda a que uno se movilice en épocas de estancamiento anímico; **(R)** fomenta la concentración en lo fundamental; **(C)** para los tejidos, el metabolismo, el sistema inmunitario, es buena para las infecciones y las enfermedades de la piel.

Disp.: escasa ○

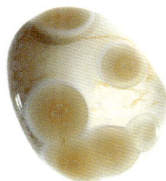

ÁGATA (Con las formas de la epidermis)
Mineralogía: ágata cuyo dibujo es semejante a las capas de la piel (trigonal, primaria).

Indicaciones: (E) contacto, delimitación; **(S)** resistencia, constancia; **(R)** ayuda a reflexionar de un modo constructivo; **(C)** reguladora, reparadora y depurativa para los golpes, irritaciones, hongos, así como para la piel seca, áspera o con impurezas.

Disp.: buena ○

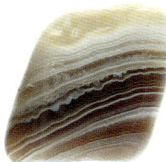

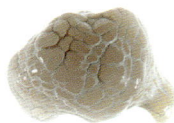

ÁGATA (Parecida a la piel de serpiente)
Mineralogía: ágata con la textura parecida a la piel de la serpiente (trigonal, primaria).
Indicaciones: (E) claridad, entendimiento; **(S)** sosiega las emociones revolucionadas; **(R)** para pensar de forma serena y reflexionar antes de actuar; **(C)** buena para el cerebro, el metabolismo, la linfa, los flujos corporales, reduce el estreñimiento y mitiga las alergias.

Disp.: escasa ○

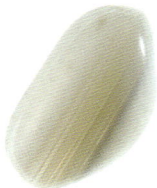

ÁGATA BLANCA
Mineralogía: ágata blanca sin color (trigonal, primaria).
Indicaciones: (E) tranquilidad, paz, seguridad; **(S)** fortalece el recogimiento interior, la amabilidad, la lealtad y la despreocupación; **(R)** fomenta la tolerancia y la paciencia; **(C)** para los ojos, el cerebro, la piel, linfa y los tejidos, protege durante el embarazo.

Disp.: buena ○

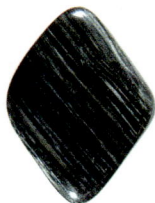

ÁGATA BLANCA Y NEGRA (Ágata cebra)
Mineralogía: ágata con bandas negras y blancas (trigonal, primaria).
Indicaciones: (E) reestructuración, reflexión, madurez; **(S)** hace posible la imparcialidad y la rectitud; **(R)** aumenta el esmero con que se realizan las cosas, sirve para ordenar de forma serena y sencilla la propia vida; **(C)** mejora la capacidad motora, el equilibrio y el aparato auditivo.

Disp.: escasa ○

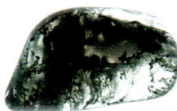

ÁGATA DE MUSGO
Mineralogía: calcedonia con dendrita (trigonal, secundaria).
Indicaciones: (E) liberación; **(S)** libera de dificultades, presión y cargas; **(R)** le hace a uno consciente, favorece la comunicación activa; **(C)** depura los tejidos, la linfa y las vías respiratorias, ayuda con la tos, los resfriados, las infecciones persistentes y actúa bajando la fiebre.

Disp.: buena ○

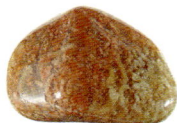

ÁGATA DE MUSGO ROSA
Mineralogía: calcedonia con clorita marrón (trigonal, secundaria).
Indicaciones: (E) asimilación; **(S)** ayuda a superar la repugnancia, el rechazo y el rencor; **(R)** evita la recriminación y los pensamientos de venganza; **(C)** estimula la digestión y la evacuación, mejora la actividad del intestino y la flora intestinal, alivia las inflamaciones de estómago e intestino.

Disp.: escasa ○

ÁGATA DE PIRITA
Mineralogía: mezcla de calcedonia y pirita (trigonal/cúbico, secundaria).
Indicaciones: (E) depuración; **(S)** ayuda a superar dificultades y cargas; **(R)** ayuda a enfrentarse a aquello que no es agradable; **(C)** favorece la depuración y el flujo linfático, estimula el hígado, mejora la evacuación y acelera los procesos de curación.

Disp.: escasa ○

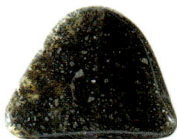

ÁGATA ROJA (Ágata de sangre o cornalina)
Mineralogía: ágata de color rojo natural (trigonal, primaria).
Indicaciones: (E) fuerza, estabilidad, resistencia; **(S)** aguante y vigor del equilibrio interior; **(R)** desarrollo y utilización de las capacidades propias; **(C)** hace que el estómago, el intestino y los vasos sanguíneos se fortalezcan, favorece la circulación y el riego sanguíneo.

Disp.: buena ○

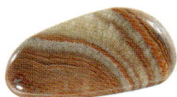

ÁGATA ROSA (Ágata de melocotón)
Mineralogía: ágata en la que predominan los colores rosados (trigonal, primaria).
Indicaciones: (E) incentivos, emoción; **(S)** estabilidad, protección y seguridad; **(R)** para la superación enérgica de asuntos complicados; **(C)** para las irritaciones, activa la asimilación de nutrientes en el intestino, así como el metabolismo y la circulación.

Disp.: escasa ○

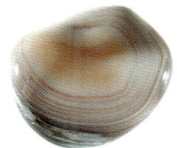

AGUAMARINA
Mineralogía: berilo que contiene hierro de color azul tirando a verde (hexagonal, primaria).
Indicaciones: (E) amplitud de miras, previsión; **(S)** fomenta la paciencia, la disciplina, la liviandad y el sosiego; **(R)** aclara las confusiones, estimula a terminar lo pendiente; **(C)** ayuda con las alergias, la fiebre del heno, los dolores de ojos, de las vías respiratorias, de tiroides y de vejiga.
Disp.: buena ○

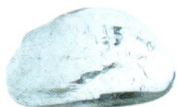

ALABASTRO (Aljez o Piedra de yeso)
Mineralogía: microcristal de sulfato cálcico (monoclínico, secundaria).
Indicaciones: (E) estabilidad, control, delimitación; **(S)** ayuda a delimitar las cosas y a consolidar estados psíquicos de inestabilidad, protege en situaciones de hipersensibilidad; **(R)** percepción consciente de retos ya superados; **(C)** afianza los tejidos, disuelve las tensiones musculares (emplear solo a corto plazo).

Disp.: buena ○

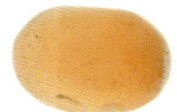

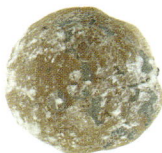

ALABASTRO ENGELBERG
Mineralogía: alabastro proveniente de Leonberg [1] (monoclínico, secundaria).
Indicaciones: (E) conciencia de uno mismo, delimitación; **(S)** para encontrar la calma y la serenidad, ayuda a superar obstáculos pasados, intensifica los sueños; **(R)** ayuda a sentar prioridades; **(C)** para conseguir un sueño reparador, mejora la forma física, alivia los dolores y libera tensiones.

Disp.: escasa ○

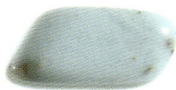

ALBITA (Feldespato)
Mineralogía: feldespato de sodio (silicato de alúmina, triclínico, primaria).
Indicaciones: (E) conciencia, ampliación de horizontes; **(S)** alivia, abre la mente y aporta perspectiva; **(R)** mejora la toma de conciencia, ayuda a fijar y ver nuevas perspectivas de vida; **(C)** aporta agilidad a los músculos, elasticidad a los tejidos y una piel sana.

Disp.: escasa ○

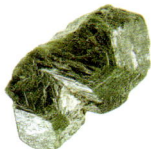

ALEJANDRITA
Mineralogía: crisoberilo de color cambiante (rómbico, terciaria).
Indicaciones: (E) capacidades mediales, fuerza de voluntad; **(S)** intensifica los sueños y la percepción de los sentimientos; **(R)** estimula la imaginación, la capacidad de arriesgar y la percepción de la voz interior; **(C)** alivia las irritaciones y estimula el funcionamiento del hígado.

Disp.: rareza ○

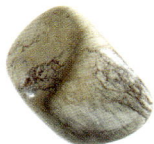

ALUNITA
Mineralogía: base de sulfatos de calcio y aluminio (trigonal, terciaria).
Indicaciones: (E) sensación de bienestar, humildad; **(S)** elimina los descontentos, miedos y sentimientos de culpabilidad; **(R)** favorece la mesura y la moderación; **(C)** ayuda en caso de irritaciones crónicas, eccemas, sarpullido en la piel y daños producidos por las radiaciones.

Disp.: escasa ○

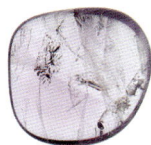

AMATISTA CLARA
Mineralogía: cristal de cuarzo de color violeta claro (trigonal, primaria).
Indicaciones: (E) paz, espiritualidad, esclarecimiento, meditación; **(S)** para las intuiciones, para tener sueños claros y agradables, ayuda a dormir con tranquilidad; **(R)** fomenta la percepción consciente y ayuda a procesar experiencias; **(C)** buena para los dolores de cabeza, pulmones, la piel y los nervios.

Disp.: muy buena ○

---

[1] Ciudad de Baden-Wurtemberg, cercana a Stuttgart, en Alemania.

AMATISTA DE CALCEDONIA

Mineralogía: amatista con bandas de calcedonia (trigonal, primaria).
Indicaciones: (E) reconciliación, paz, bienestar; **(S)** favorece un sentimiento de felicidad y el tener la sensación de amar a todo el mundo; **(R)** propicia la reconciliación interna y con los demás; **(C)** depura los fluidos del cuerpo y armoniza el organismo al completo.

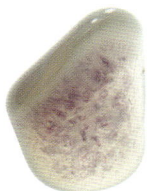

Disp.: escasa ○

AMATISTA DE CUARZO (Amatista de Chevron)

Mineralogía: cristal de cuarzo con bandas blancas y violetas (trigonal, primaria).
Indicaciones: (E) serenidad, pureza, recogimiento, tranquilidad; **(S)** actúa de forma reconstituyente en estados de fatiga constante, alivia la preocupación incesante; **(R)** ayuda en épocas en las que uno se siente encarcelado y en momentos de búsqueda; **(C)** buena para los pulmones, el intestino grueso, la piel, alivia los picores y las quemaduras del sol.

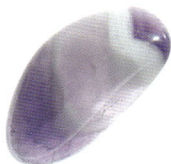

Disp.: muy buena ○

AMATISTA ENTINTADA

Mineralogía: cristal de cuarzo de color violeta muy oscuro (trigonal, primaria).
Indicaciones: (E) sinceridad, equidad; **(S)** fuerza de voluntad, superación de dolores, tristeza y de grandes pérdidas; **(R)** fomenta la concentración y ayuda a repeler las influencias extrañas; **(C)** alivia dolores, moratones, hinchazones, ayuda durante la diarrea.

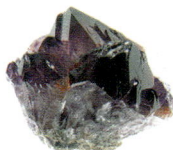

Disp.: escasa ○

AMATISTA OSCURA

Mineralogía: cristal de cuarzo de color violeta oscuro (trigonal, primaria).
Indicaciones: (E) agudeza, equidad, paz interior; **(S)** superación de la tristeza y de las grandes pérdidas; **(R)** concienciación, capacidad de juicio, pensamiento y acciones constructivas; **(C)** buena para la piel; alivia dolores, la tirantez y disminuye la tensión arterial.

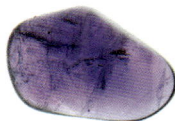

Disp.: buena ○

AMAZONITA (Feldespato)

Mineralogía: feldespato cálcico (silicato, triclínico, primaria/terciaria).
Indicaciones: (E) apreciación del propio destino; **(S)** estabilidad de las emociones; **(R)** la razón y la intuición cooperan en armonía; **(C)** regula las alteraciones del metabolismo (en el hígado), armoniza el cerebro, los nervios vegetativos, los órganos internos y sirve de ayuda para el parto.

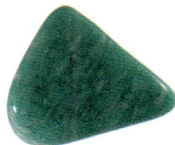

Disp.: buena ○

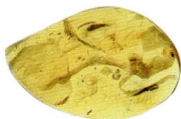

ÁMBAR

Mineralogía: resina fosilizada (orgánica, amorfo, secundaria).

Indicaciones: (E) despreocupación; **(S)** para conseguir felicidad y confianza; **(R)** fomenta la capacidad de creer en uno mismo; **(C)** bueno para el estómago, el bazo, la vesícula, el hígado, las articulaciones, la piel, el limo, las glándulas y el intestino; alivia a los niños cuando endentecen, ayuda en caso de alergias, reúma y diabetes.

Disp.: muy buena ○

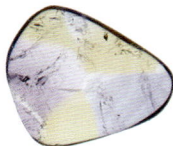

AMETRINO

Mineralogía: cristal de cuarzo violeta y amarillo (trigonal, primaria).

Indicaciones: (E) serenidad alegre, sentimiento de realización por la existencia; **(S)** optimismo, ilusión por vivir, bienestar; **(R)** creatividad y dinamismo para enfrentarse a lo que se exige de uno; **(C)** aporta equilibrio en las sensaciones corporales, armoniza el sistema nervioso vegetativo y el metabolismo.

Disp.: escasa ○

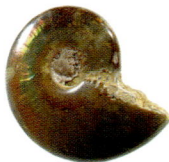

AMOLITA

Mineralogía: concha de amonite compuesta de aragonito (rómbico, secundaria).

Indicaciones: (E) armonía, dignidad, esplendor; **(S)** para encontrarse más guapo, para resultar atractivo y seductor; **(R)** despierta interés por lo secreto, disuelve las fijaciones mentales; **(C)** normaliza el metabolismo de las células, las reservas de energía, el ritmo cardiaco y fortalece el corazón.

Disp.: rareza ○

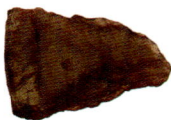

ANDALUCITA

Mineralogía: silicato y aluminio (rómbico, primaria/terciaria).

Indicaciones: (E) identidad, descubrimiento del motivo vital; **(S)** fomenta la seguridad en uno mismo y la generosidad; **(R)** ayuda a pensar y razonar de forma generosa y al mismo tiempo realista; **(C)** ayuda contra la acidez de estómago, actúa contra los dolores estomacales e intestinales y también fortalece en estados de debilidad.

Disp.: escasa ○

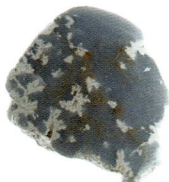

ANHIDRITA

Mineralogía: sulfato de calcio anhidro (rómbico, secundaria).

Indicaciones: (E) estabilidad y aguante; **(S)** ayuda a superar daños psíquicos intensos y a superar la inseguridad; **(R)** ayuda contra las cavilaciones no fructíferas y la obsesión; **(C)** estimula el funcionamiento de los riñones, la hidratación y la eliminación de edemas.

Disp.: escasa ○

ANTIMONITA

Mineralogía: sulfato de antimonio gris oscuro (hexagonal, primaria).
Indicaciones: (E) concordancia de los intereses personales con ideales más elevados; **(S)** ayuda a dejar costumbres perjudiciales; **(R)** ayuda a superar visiones limitadas sobre las cosas; **(C)** ayuda con dolores digestivos (estómago), de encías y problemas de caspa.

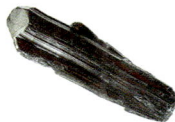

Disp.: escasa ○

ANTOFILITA

Mineralogía: roca estaurolita antofilita (rómbico, terciaria).
Indicaciones: (E) valoración de uno mismo, reconocimiento; **(S)** elimina el estrés y la presión que uno se impone a sí mismo; **(R)** ayuda a llevar a cabo los propios intereses y a valorarlos; **(C)** ayuda con dolores nerviosos, así como con los dolores de riñones y de oídos.

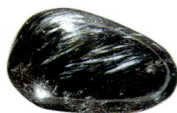

Disp.: muy escasa ○

APATITA AMARILLA

Mineralogía: fosfato de calcio amarillo (hexagonal, generalmente primaria).
Indicaciones: (E) estimulación; **(S)** hace extravertido, aporta energía y empuje, ayuda a salir de la apatía; **(R)** hace optimista y confiado; **(C)** abre el apetito, moviliza las reservas energéticas acumuladas; mejora la actitud y ayuda con dolores de huesos, cartílagos y articulaciones.

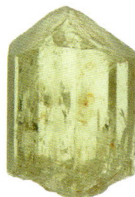

Disp.: escasa ○

APATITA AZUL

Mineralogía: fosfato de calcio azul (hexagonal, generalmente terciaria).
Indicaciones: (E) motivación; **(S)** estabiliza, ayuda contra la falta de iniciativa después de sufrir un desgaste pronunciado; **(R)** fomenta la autonomía y la perseverancia con las metas fijadas; **(C)** actúa de forma reparadora, contra la acidez, ayuda en casos de raquitismo, artrosis, osteoporosis y con la cura de roturas óseas.

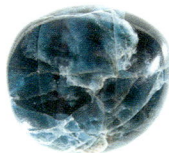

Disp.: escasa ○

APATITA VERDE

Mineralogía: fosfato de calcio verde (hexagonal, primaria/terciaria).
Indicaciones: (E) sociabilidad; **(S)** revitaliza, ayuda contra la falta de iniciativa después de situaciones de desgaste pronunciado; **(R)** ayuda a llevar a cabo una vida muy variada; **(C)** actúa revitalizando, quita la acidez, estimula la formación de cartílago, la formación ósea y el crecimiento de los dientes; ayuda con las roturas de huesos.

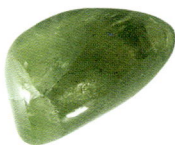

Disp.: muy escasa ○

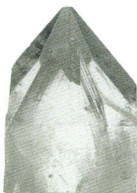

APOFILITA INCOLORA
Mineralogía: capas de silicato que contienen agua (tetragonal, primaria).
Indicaciones: (E) apertura, honestidad; **(S)** ayuda a superar la inseguridad y a mostrarse abiertamente como uno es; **(R)** ayuda a eliminar preocupaciones, situaciones que generan sensación de encarcelamiento y a liberarse de determinados patrones de pensamiento; **(C)** ayuda con problemas de la piel, de las paredes del limo, de respiración, alergias y asma.
Disp.: buena ○

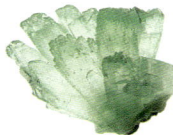

APOFILITA VERDE
Mineralogía: capas de silicato que contienen agua (tetragonal, primaria).
Indicaciones: (E) liberación, lealtad; **(S)** ayuda contra los miedos, la presión y la angustia, libera los sentimientos reprimidos; **(R)** abre un rayo de esperanza en situaciones de gran agobio; **(C)** ayuda con los dolores nerviosos, de la piel y los respiratorios, alergias y asma.
Disp.: muy escasa ○

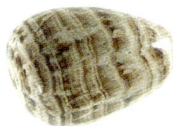

ARAGONITA CALCITA BANDEADA
Mineralogía: carbonatos de calcio (rómbico/trigonal, secundaria).
Indicaciones: (E) crecimiento, desprendimiento de tensiones; **(S)** ayuda a la hora de hacer esfuerzos pronunciados; actúa de forma tranquilizadora y reparadora; **(R)** en estados de fuerte presión ayuda a agarrarse a algo como punto de apoyo; **(C)** ayuda contra los dolores de estómago, intestino, de los discos intervertebrales, de articulaciones y del menisco.
Disp.: muy escasa ○

ARAGONITO BLANCO
Mineralogía: carbonato cálcico blanco (rómbico, secundaria).
Indicaciones: (E) desarrollo estable; **(S)** ayuda en estados de hipersensibilidad, estabiliza en situaciones de rápidos cambios; **(R)** fomenta la concentración, reduce la inconstancia; **(C)** alivia los temblores nerviosos, fortalece los músculos, los discos intervertebrales, el sistema inmunitario y favorece la digestión.
Disp.: escasa ○

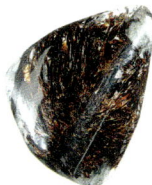

ASTROFILITA
Mineralogía: grupo de silicatos básico (triclínico, primaria).
Indicaciones: (E) inspiración, veracidad; **(S)** toma de conciencia de las necesidades, sueños vivaces; **(R)** resolución de asuntos no concluidos, apertura, expresividad; **(C)** buena para el intestino grueso, el sistema hormonal, de gran ayuda para los dolores menstruales y los cambios climatológicos.
Disp.: muy escasa ○

AUGITA
Mineralogía: cadena de silicatos del grupo piroxeno (monoclínico, primaria).
Indicaciones: (E) compostura, persistencia; **(S)** disolución de tensiones y de agobios, aporta seguridad interior; **(R)** apoya en momentos en que queremos rechazar conscientemente influencias sofocantes; **(C)** para los dolores de estómago y de espalda, sobre todo los causados por presión espiritual.

Disp.: muy escasa ○

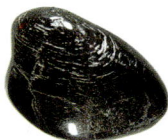

AVENTURINA AZUL (Grupo de cuarzo azul)
Mineralogía: cuarzo centelleante azul (trigonal, primaria).
Indicaciones: (E) calma; **(S)** apacigua, relaja, alivia los nervios; **(R)** ayuda a llevar a cabo propósitos interesantes o necesarios de forma tranquila pero consecuentemente; **(C)** reduce los dolores y las tensiones crónicas, actúa de forma refrescante y baja la fiebre.

Disp.: buena ○

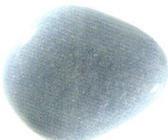

AVENTURINA NARANJA (Cuarzo)
Mineralogía: cuarzo brillante con hematina (trigonal, primaria).
Indicaciones: (E) alegría; **(S)** fomenta un estado de ánimo alegre y despreocupado; **(R)** motiva a vivir los propios sueños, fomenta una actitud de alerta sin tensión; **(C)** fomenta la hematopoyesis [2], estimula el riego sanguíneo, tonifica y da calor a partes del cuerpo sin sensibilidad, fortalece el hígado y los sentidos.

Disp.: escasa ○

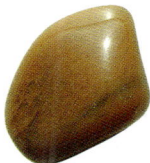

AVENTURINA ROJA
Mineralogía: cuarzo brillante que contiene hierro (trigonal, generalmente primaria).
Indicaciones: (E) sensatez; **(S)** transmite fuerza y seguridad interior; **(R)** fomenta la consecución pragmática y sensata de las propias metas hasta conseguir el éxito; **(C)** estimula el aparato circulatorio, la irrigación sanguínea, los nervios y la percepción a través de los sentidos y aumenta la potencia.

Disp.: escasa ○

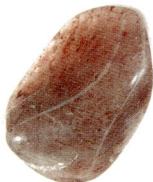

AVENTURINA VERDE (Cuarzo)
Mineralogía: cuarzo brillante que contiene fuchsita (trigonal, primaria).
Indicaciones: (E) despreocupación; **(S)** ayuda contra los nervios, el estrés y los trastornos del sueño; **(R)** ayuda a liberar preocupaciones y pensamientos circulares; **(C)** previene el infarto cardiaco y la arteriosclerosis, alivia las erupciones cutáneas, irritaciones, quemaduras solares e insolaciones.

Disp.: muy buena ○

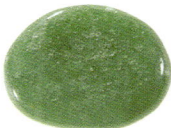

---

[2] Formación sanguínea. (*N. de la T.*)

AZABACHE

Mineralogía: roca carbónica rica en betún (amorfo, secundaria).

Indicaciones: (E) confianza; **(S)** ayuda a superar la preocupación y la depresión; **(R)** ayuda a trabajar por un cambio de forma tenaz, con rigor y persistencia; **(C)** ayuda con las molestias bucales, de encías, de intestino (diarrea), en la piel, las articulaciones y en la columna vertebral.

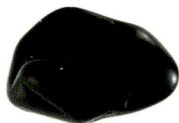

Disp.: buena ○

AZUFRE

Mineralogía: azufre (elemento natural, rómbico, primaria/secundaria).

Indicaciones: (E) depuración; **(S)** para estados de malhumor y las visiones aterradoras; **(R)** destapa aquello que no está claro y aspectos de la conciencia que uno reprime; **(C)** para la limpieza intensiva de la piel, los tejidos conjuntivos y los grasos, favorece la desintoxicación de metales pesados.

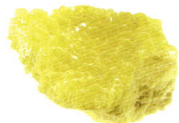

Disp.: escasa ○

AZURITA

Mineralogía: carbonato de cobre básico (monoclínico, secundaria).

Indicaciones: (E) conocimiento, experiencia; **(S)** revela y hace que las concepciones no comprobadas y asumidas se diluyan; **(R)** hace más reflexivo, crítico y fomenta la concienciación y el conocimiento de uno mismo; **(C)** estimula el hígado, el cerebro, los nervios y la glándula tiroides, mejora la capacidad de reacción.

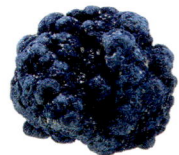

Disp.: buena ○

AZURITA MALAQUITA

Mineralogía: carbonato de cobre básico (monoclínico, secundaria).

Indicaciones: (E) armonía, interés; **(S)** le hace a uno abierto, dispuesto a ayudar y a equilibrar las escisiones interiores; **(R)** trae consigo la capacidad de razonar y de sentir al mismo tiempo, ayuda a solucionar conflictos; **(C)** regula el crecimiento celular desarmonizado, elimina calambres, fortalece el hígado y la desintoxicación.

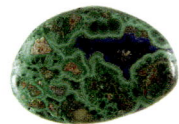

Disp.: muy escasa ○

AZURITA PSEUDOMALAQUITA

Mineralogía: fosfato y carbonato de cobre (monoclínico, secundaria).

Indicaciones: (E) seguridad en uno mismo; **(S)** ayuda con la tensión, el nerviosismo, la vulnerabilidad y hace que desaparezca el miedo a la recaída o a los dolores ya pasados; **(R)** ayuda a transformar pensamientos; **(C)** ayuda a quitar calambres, buena con el asma, los dolores de estómago y las neuralgias.

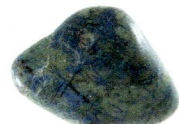

Disp.: rareza ○

BARITA O BARITINA
Mineralogía: sulfato de bario (rómbico, primaria/secundaria).
Indicaciones: (E) limitaciones, trascendencia; **(S)** aclara los estados de confusión, ayuda con la timidez y la preocupación; **(R)** fortalece la memoria, ayuda a formular ideas y pensamientos; **(C)** mejora la postura, ayuda con los dolores de garganta y de estómago, así como, con la sensibilidad al frío.

Disp.: escasa ○

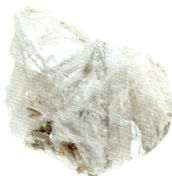

BERILO (Berilo con vanadio)
Mineralogía: berilo que contiene vanadio (hexagonal, primaria).
Indicaciones: (E) esmero, confianza; **(S)** ayuda en casos de depresión y de duda; **(R)** estimula a la hora del lograr algo aparentemente imposible; **(C)** fortalece el hígado, las funciones en los tejidos de los órganos (parénquimas), desintoxica y ayuda con las irritaciones y los procesos degenerativos.

Disp.: muy escasa ○

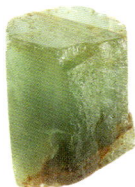

BERILO DE ORO (Heliodoro)
Mineralogía: berilo de color amarillo oro (anillo de silicato, hexagonal, primaria).
Indicaciones: (E) confianza; **(S)** da esperanza y alegría, alivia la irritación y los nervios, liberara de cargas pesadas; **(R)** ayuda a aceptar aquello que no va a cambiar y a mejorar lo que sí puede cambiar; **(C)** fortalece los nervios, los ojos, el estómago, el bazo y el páncreas.

Disp.: rareza ○

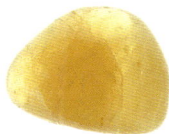

BERILO ROJO (Bixbito)
Mineralogía: berilo que contiene manganeso y litio (hexagonal, primaria).
Indicaciones: (E) fuerza, dinámica; **(S)** ayuda con la falta de estímulos, con los conflictos y en los momentos en los que uno se siente sobrecargado; **(R)** aporta capacidad resolutoria cuando asuntos desagradables y difíciles se retrasan mucho; **(C)** fortalece el metabolismo y los nervios, ayuda con los problemas derivados del estrés permanente.

Disp.: rareza ○

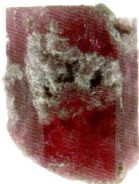

BERILO INCOLORO (Goshenita)
Mineralogía: anillo de silicatos compuesto de berilo y aluminio (hexagonal, primaria).
Indicaciones: (E) perseverancia, eficiencia; **(S)** favorece la paciencia, la perseverancia, la disciplina y el ser abierto; **(R)** favorece la concentración durante el estudio, el esmero y una forma de proceder sistemática; **(C)** ayuda con la miopía y la hipermetropía, fortalece los nervios, alivia los mareos y los dolores.

Disp.: rareza ○

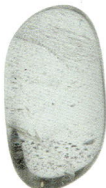

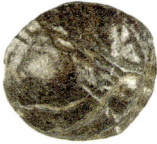

BIOTITA

Mineralogía: magnesio, hierro y mica (monoclínica, terciaria).

Indicaciones: (E) realización personal; **(S)** protección ante influencias extrañas; **(R)** ayuda a tomar decisiones; **(C)** ayuda con la acidez excesiva, con el reúma, la gota [3], el estreñimiento, la ciática y los dolores nerviosos, facilita el parto (activa las contracciones, dilata las paredes y la boca del útero).

Disp.: rareza ○

BOJIS

Mineralogía: pequeños trozos de pirita en manto de limonita (cúbico/rómbico, secundaria).

Indicaciones: (E) fluidez de la energía; **(S)** fortalece las emociones y los estados de ánimo; **(R)** ayuda a reconocer modelos que le limitan a uno; **(C)** sirve para el cuidado de la salud, disuelve leves bloqueos de forma indolora, hace más fuerte y consciente del cuerpo propio, favorece la depuración y la evacuación.

Disp.: rareza ○

BRASILIANITA

Mineralogía: fosfato básico deshidratado (monoclínica, primaria).

Indicaciones: (E) comportamiento a través del yo más elevado; **(S)** ayuda con las pesadillas, miedos y la falta de sueño; **(R)** hace posible contemplar las cosas desde una perspectiva más elevada; **(C)** alivia los dolores que reinciden y también las molestias menstruales.

Disp.: muy escasa ○

BRONCITA

Mineralogía: cadena de silicatos del grupo de los piroxenos (rómbica, primaria).

Indicaciones: (E) serenidad interior; **(S)** aporta energía y al mismo tiempo tranquilidad interior y facilita la recuperación después de situaciones que generan mucha fatiga; **(R)** en situaciones de estrés permanente ayuda a mantener la cabeza despejada y a controlar la situación; **(C)** fortalece los nervios, actúa quitando los calambres y aliviando los dolores.

Disp.: buena ○

BUSTAMITA

Mineralogía: wollastonita que contiene manganeso (triclínica, terciaria).

Indicaciones: (E) unión a la tierra, momento de descanso interior; **(S)** fomenta la capacidad de involucrarse y de afirmarse en uno mismo; **(R)** ayuda a concentrar pensamientos y ordenarlos; **(C)** favorece la capacidad motora, así como la sensibilidad en piernas y pies.

Disp.: escasa ○

---

[3] Enfermedad causada por la acumulacion de cristales de ácido úrico en las articulaciones de las extremidades, en las que produce hinchazón muy dolorosa. (*N. de la T.*)

CALCEDONIA AMARILLA (Carneola amarilla)
Mineralogía: calcedonia que contiene limonita (cuarzo, trigonal, primaria).

Indicaciones: **(E)** sencillez; **(S)** ayuda a conformarse con poco, fomenta la satisfacción y la alegría; **(R)** aporta consistencia a los pensamientos y las acciones, ayuda a buscar decisiones sencillas; **(C)** ayuda con la mala circulación, fortalece la digestión y la evacuación.

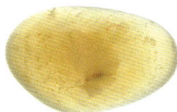

Disp.: buena ○

CALCEDONIA AZUL
Mineralogía: cuarzo fibroso (trigonal, primaria/secundaria).

Indicaciones: **(E)** serenidad; **(S)** ayuda a afrontar situaciones y a no oponer resistencia; **(R)** transmite tranquilidad interior y aporta la capacidad de desarrollar una atención relajada; **(C)** estimula la producción láctea en mujeres en periodo de lactancia, ayuda con la debilidad ante los cambios climáticos, alivia la diabetes.

Disp.: buena ○

CALCEDONIA AZUL A BANDAS
Mineralogía: cuarzo fibroso (dióxido de silicio, trigonal, primaria).

Indicaciones: **(E)** comunicación; **(S)** mejora la retórica para hablar ante los demás y la capacidad de expresar; **(R)** ayuda a escuchar con atención, a entender y a comunicarse; **(C)** favorece el flujo linfático, las glándulas tiroides, estimula los riñones, la vejiga, ayuda con la ronquera, los resfriados, las alergias, reduce la presión sanguínea y la fiebre.

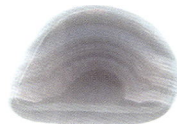

Disp.: muy buena ○

CALCEDONIA CON DENDRITA
Mineralogía: calcedonia con dendritos de manganeso (trigonal, primaria/secundaria).

Indicaciones: **(E)** liberación de hábitos; **(S)** libera los mecanismos no conscientes, las costumbres y el estado de ánimo; **(R)** favorece el pensar de forma precisa y a escuchar con atención; **(C)** estimula la depuración de la linfa, de la pituitaria y las vías respiratorias, alivia los efectos del tabaco.

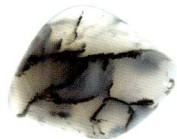

Disp.: buena ○

CALCEDONIA CON EL DIBUJO DE UN ROSETON
Mineralogía: formaciones de calcedonia similares a un brote floral (trigonal, primaria).

Indicaciones: **(E)** desarrollo; **(S)** le lleva a uno a relacionarse más y de forma receptiva; **(R)** ayuda a mostrarse abierto y a compartir sin tapujos; **(C)** ayuda con las molestias en el estómago, las de la piel, favorece a la pituitaria, a las vías respiratorias, las glándulas, los tejidos y los órganos sensoriales (dependiendo del dibujo de la piedra).

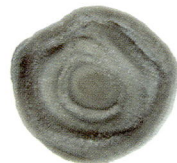

Disp.: buena ○

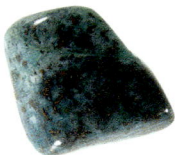

CALCEDONIA DE COBRE
Mineralogía: calcedonia que contiene cobre (trigonal, secundaria).
Indicaciones: (E) disfrute, armonía; **(S)** aporta júbilo, apertura y amabilidad; **(R)** favorece la capacidad de valorar, la tolerancia, una contemplación libre de trabas y el sentido de los estético; **(C)** desintoxica, alivia las quemaduras, ayuda con los hongos y fortalece el sistema inmunitario.

Disp.: muy escasa ○

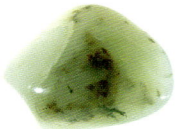

CALCEDONIA DE CROMO
Mineralogía: calcedonia que contiene cromo (cuarzo, trigonal, secundaria).
Indicaciones: (E) despreocupación; **(S)** propicia tener un sentimiento vital de despreocupación, ayuda con la angustia y la pesadumbre; **(R)** ayuda a estar abierto a nuevas ideas; **(C)** actúa calmando las irritaciones, también con las enfermedades reumáticas y la poliartritis.

Disp.: escasa ○

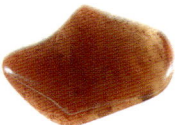

CALCEDONIA ROJA
Mineralogía: calcedonia que contiene hierro (cuarzo, trigonal, secundaria).
Indicaciones: (E) elasticidad, flexibilidad; **(S)** da fuerzas, vitalidad y elasticidad; **(R)** mejora el ánimo y ayuda a tener un comportamiento flexible sin que por ello se pierda el punto de vista propio; **(C)** estabiliza la circulación, estimula el riego sanguíneo y favorece la cicatrización de heridas.

Disp.: buena ○

CALCEDONIA ROSA
Mineralogía: calcedonia con manganeso (cuarzo, trigonal, secundaria).
Indicaciones: (E) ternura; **(S)** aporta vivacidad, amabilidad y disposición a ayudar; **(R)** fomenta la apertura y el entendimiento; **(C)** estimula la producción de leche en mujeres en periodo de lactancia, ayuda con la diabetes, los resfriados y las cardiopatías fruto de las infecciones.

Disp.: buena ○

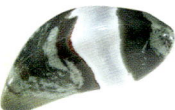

CALCEDONIA VERDE
Mineralogía: silicatos de hierro con calcedonia (trigonal, secundaria).
Indicaciones: (E) protección, precaución; **(S)** mejora el cuidado puesto en el trato con los demás y con uno mismo; **(R)** ayuda a utilizar de forma protectora las energías que uno tiene; **(C)** fortalece las defensas inmunitarias, mejora la forma física, ayuda con las infecciones y agudiza los sentidos.

Disp.: escasa ○

CALCITA AMARILLA (Calcita amarillo limón)

Mineralogía: carbonato de calcio compuesto de hierro (trigonal, secundaria).

Indicaciones: (E) sentimiento de valoración personal; **(S)** fortalece la seguridad, la autoestima y la alegría de vivir; **(R)** favorece la estabilidad en los conflictos; **(C)** estimula la digestión, la asimilación de nutrientes, los tejidos conjuntivos, huesos y dientes.

Disp.: muy buena ○

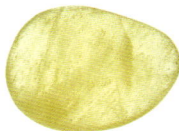

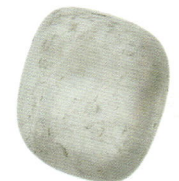

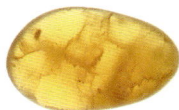

CALCITA AZUL

Mineralogía: carbonato de calcio azul (trigonal, secundaria).

Indicaciones: (E) criterio; **(S)** actúa calmando, aporta estabilidad interior y seguridad a la hora de actuar; **(R)** mejora la memoria y la capacidad de diferenciación; **(C)** buena para la linfa, la mucosa, la piel, el intestino grueso, el tejido conjuntivo, huesos y dientes.

Disp.: buena ○

CALCITA BLANCA

Mineralogía: carbonato de calcio (trigonal, secundaria).

Indicaciones: (E) desarrollo; **(S)** fomenta el crecimiento interior; **(R)** le aporta a uno rapidez y seguridad para pensar y actuar; **(C)** estimula el metabolismo, favorece el crecimiento en los niños, fortalece el limo, la piel, el intestino, los tejidos conjuntivos, los huesos y los dientes.

Disp.: muy buena ○

CALCITA DE COLOR MIEL

Mineralogía: carbonato de calcio compuesto de hierro (trigonal, secundaria).

Indicaciones: (E) certidumbre; **(S)** favorece una actitud segura y confiada ante la vida; **(R)** anima a fiarse más de los sentimientos e intuiciones propias; **(C)** favorece la digestión, el metabolismo y la excreción, fortalece el intestino, los tejidos conjuntivos, huesos y dientes.

Disp.: buena ○

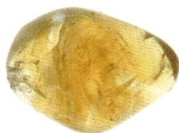

CALCITA NARANJA

Mineralogía: carbonato de calcio que contiene hierro (trigonal, secundaria).

Indicaciones: (E) confianza en uno mismo; **(S)** incentiva el cuidado de uno mismo y la confianza en las capacidades propias; **(R)** fomenta el optimismo sin dejar de mantener los pies sobre la tierra; **(C)** estimula la digestión y la curación de los tejidos conjuntivos, la piel y los huesos.

Disp.: muy buena ○

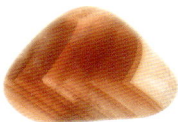

CALCITA ROJA
Mineralogía: carbonato de calcio (trigonal, secundaria).
Indicaciones: (E) superación de uno mismo; **(S)** ayuda a superar la pereza y la falta de ánimo; **(R)** estimula para llevar a cabo las ideas de forma eficaz; **(C)** fomenta el crecimiento, fortalece el sistema inmunitario, disuelve los coágulos sanguíneos y la curación de heridas, mejora la calidad de la sangre.

Disp.: muy buena ○

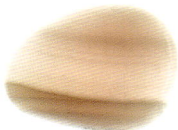

CALCITA ROSA (Calcita de manganeso)
Mineralogía: carbonato de calcio que contiene manganeso (trigonal, secundaria).
Indicaciones: (E) amabilidad; **(S)** fomenta la efusividad, la aceptación de uno mismo, la capacidad para ayudar y el cariño amistoso; **(R)** ayuda a tratar con los demás de forma abierta y amable; **(C)** fortalece el corazón, normaliza el ritmo cardiaco y es buena para los tejidos conjuntivos.

Disp.: buena ○

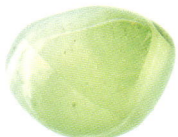

CALCITA VERDE
Mineralogía: carbonato de calcio verde (trigonal, secundaria).
Indicaciones: (E) ingenio; **(S)** facilita que fluyan los sentimientos estancados; **(R)** le hace a uno más abierto y más interesado, ayuda a llevar las ideas a la práctica; **(C)** alivia las irritaciones, favorece la desintoxicación, ayuda con los dolores hepáticos y de vesícula.

Disp.: muy buena ○

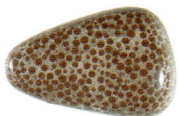

CALCOLITA
Mineralogía: roca con bola de cal (trigonal/rómbico, secundaria).
Indicaciones: (E) depuración; **(S)** elimina la tensión mediante la ternura, ayuda a dormir mejor por las noches y de forma ininterrumpida; **(R)** libera de pensamientos que atormentan y a no darle tantas vueltas a la cabeza; **(C)** actúa bajando la fiebre, desintoxica, depura y alivia los dolores de cabeza fruto de los cambios de metabolismo.

Disp.: escasa ○

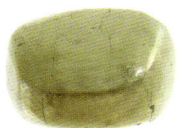

CALCOPIRITA
Mineralogía: cobre, hierro, sulfuro (tetragonal, todos los tipos de formación).
Indicaciones: (E) curiosidad, experiencia; **(S)** ayuda a esclarecer los desencadenantes de los problemas y enfermedades; **(R)** favorece el deseo de entender la vida; mejora la capacidad de observación y el pensar de forma sistemática; **(C)** fomenta la depuración y la evacuación.

Disp.: buena ○

CALCOPIRITA-NEFRITA
Mineralogía: mezcla de calcopirita y nefrita (tetragonal/monoclínico, terciaria).
Indicaciones: (E) comprensión, experiencia; **(S)** ayuda a sacar a la luz los aspectos menos agradables y a aceptarlos o cambiarlos; **(R)** ayuda a aprender de los errores (la experiencia es un grado)**; (C)** favorece la depuración y evacuación de los riñones y el intestino.

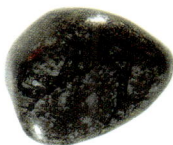

Disp.: muy escasa ○

CALIZA
Mineralogía: roca de caliza (carbonato de calcio, trigonal, secundaria).
Indicaciones: (E) abstracción, búsqueda de la esencia; **(S)** ayuda a mantenerse fiel a uno mismo; **(R)** ayuda a reconocer lo fundamental y a llevar a la práctica las ideas con tenacidad; **(C)** favorece el metabolismo del calcio en el cuerpo, fortalece el intestino grueso, los tejidos conjuntivos y los huesos.

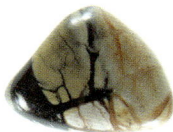

Disp.: buena ○

CALIZA
Mineralogía: roca caliza (carbonato de calcio, trigonal, secundaria).
Indicaciones: (E) sentido de la comunidad; **(S)** fortalece el sentido comunitario, la fidelidad y la cohesión; **(R)** favorece el trabajo en equipo y el consenso grupal; **(C)** favorece la asimilación de calcio y fortalece las vías respiratorias, el intestino grueso, los tejidos conjuntivos y los huesos.

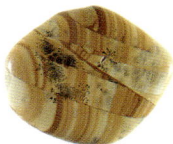

Disp.: escasa ○

CARNEOLA BANDEADA (Ágata de carneola)
Mineralogía: ágata del color de la carneola (cuarzo, trigonal, primaria).
Indicaciones: (E) estímulos, motivación; **(S)** ayuda a superar las dificultades y a emprender algo de forma enérgica; **(R)** favorece la capacidad de asimilación; **(C)** favorece la asimilación de vitaminas, nutrientes y minerales en el intestino delgado, mejora la circulación de la sangre.

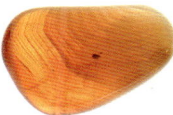

Disp.: escasa ○

CARNEOLA NARANJA
Mineralogía: calcedonia que contiene hematita (cuarzo, trigonal, primaria).
Indicaciones: (E) ánimo, superación; **(S)** aporta determinación, ánimos, estabilidad y buen humor; **(R)** favorece el idealismo, el sentido de la comunidad y el pragmatismo; **(C)** mejora la calidad de la sangre, estimula el intestino delgado, el metabolismo, la circulación y la irrigación sanguínea.

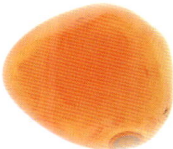

Disp.: escasa ○

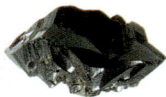

CASITERITA
Mineralogía: óxido de cinc (grupo de los rutilos (grupo de los rutilos, tetragonal, primaria/terciaria).
Indicaciones: (E) grandeza, consumación; (S) favorece la autoestima en una medida razonable; (R) ayuda a asimilar muchas cosas que carezcan de valor y a hacer realidad los sueños; (C) ayuda con los trastornos alimentarios, en caso de delgadez o sobrepeso, actúa regulando los nervios y el sistema hormonal.
Disp.: muy escasa ○

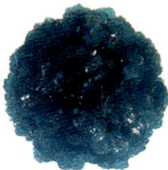

CAVANSITA
Mineralogía: silicato, calcio y vanadio (rómbico, primaria).
Indicaciones: (E) cuidado de uno mismo, sentido estético; (S) entusiasmo, reafirmación vital, confianza; (R) inspiración, capacidad de aprendizaje y ayuda para pensar de forma lógica; (C) limpieza, depuración, ayuda abundantemente con los dolores de riñón, las ampollas y los dolores de oído (tinnitus).
Disp.: muy escasa ○

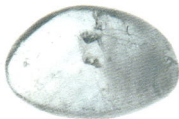

CELESTINA
Mineralogía: sulfato de estroncio (rómbico, secundaria/rara vez primaria).
Indicaciones: (E) alivio y estabilidad; (S) ayuda con la sensación de pesadez, las situaciones en las que uno se siente coartado, la congoja y la sensación de estar débil; (R) aporta estructuración a la vida, capacidad de razonar y de trabajar; (C) alivia las contracturas crónicas y las tensiones acumuladas en los huesos, los tejidos y los órganos.
Disp.: buena ○

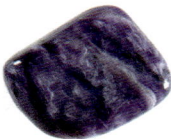

CHAROITA
Mineralogía: capas de silicato ricas en minerales (monoclínico, terciaria).
Indicaciones: (E) empuje, determinación; (S) favorece el sosiego, ayuda a superar imposiciones y obstáculos; (R) ayuda a tomar decisiones importantes y a liquidar montañas de trabajo; (C) calma los nervios, alivia los dolores y los calambres.
Disp.: escasa ○

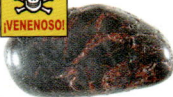

CINABRIO O CINABARITA
Mineralogía: sulfuro de mercurio (trigonal, primaria/rara vez secundaria)
Indicaciones: (E) inflexibilidad; (S) ayuda cuando uno es inconstante, nervioso y está intranquilo; (R) disminuye los focos que le hacen perder a uno la concentración; (C) ayuda cuando las glándulas se han endurecido, con las enfermedades del intestino, de la piel, de la mucosa.
Precaución: ¡puede contener mercurio metálico venenoso!
Disp.: muy escaso ○

CINABRIO ÓPALO
Mineralogía: ópalo con sedimentos de cinabrio (amorfo/trigonal, primaria).
Indicaciones: (E) depuración profunda; **(S)** ayuda a transformar modelos destructivos y muy asentados; **(R)** le hace a uno capaz de aprender y flexible; **(C)** desintoxica de forma muy intensiva hasta producir que el organismo se libere de metales pesados, a veces también en caso de empeoramiento. Ayuda con las anginas y las inflamaciones.
Disp.: rareza ○

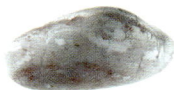

CITRINO
Mineralogía: cristal de cuarzo amarillo (dióxido de silicio, trigonal, primaria).
Indicaciones: (E) ánimo; **(S)** favorece el tener alegría por vivir, ayuda a expresarse y es de gran ayuda en estados depresivos; **(R)** ayuda a evaluar las impresiones recogidas y a entenderlas; **(C)** fortalece los nervios, el estómago, el bazo, el páncreas, ayuda con la incontinecia urinaria.
Disp.: escasa ○

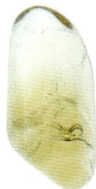

CLOROMELANITA
Mineralogía: mezcla de cristales de diospsida, jadeíta y egirina (monoclínica, terciaria).
Indicaciones: (E) equilibrio, tolerancia, atención; **(S)** ayuda a eliminar la sensación de desgana, fomenta la sensación de bienestar y la confianza; **(R)** ayuda a aceptar asuntos que no concluyeron; **(C)** alivia dolores, fortalece los nervios, aporta nueva energía y vitalidad, ayuda con los dolores de riñones.
Disp.: muy escasa ○

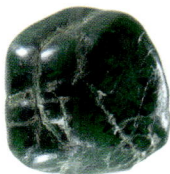

COBRE
Mineralogía: metal noble (elementos naturales, cúbico, secundaria).
Indicaciones: (E) belleza; **(S)** favorece el sentido de lo estético, la armonía y el amor por todos los seres; **(R)** aporta creatividad para lo lúdico y favorece el sentido de los justo; **(C)** le hace a uno fructífero, alivia los calambres y los dolores menstruales, fortalece el hígado y el cerebro.
Disp.: buena ○

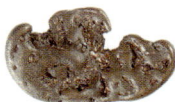

CONGLOMERADO (Jaspe Trummer)
Mineralogía: sedimento de grano grueso (diversas estructuras, secundaria).
Indicaciones: (E) crítica y corrección; **(S)** favorece la intuición frente a las influencias impositorias o que molestan; **(R)** ayuda a cuestionarse siempre a uno mismo y a corregir las intenciones de uno mismo; **(C)** fortalece la circulación, el bazo, el intestino delgado y la digestión.
Disp.: escasa ○

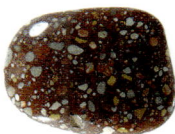

33

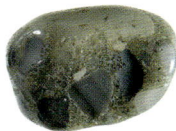

CONGLOMERADO (Piedra de Oro)
Mineralogía: roca de pirita y cuarzo (cúbico/trigonal, secundaria).
Indicaciones: (E) autoestima, conocimiento de uno mismo; **(S)** le enfrenta a uno con su parte más sombría; **(R)** ayuda a calcular las fuerzas y capacidades que uno tiene; **(C)** estimula los procesos depurativos y de evacuación.

Disp.: muy escasa ○

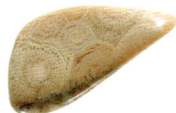

CORAL FOSILIZADO
Mineralogía: coral convertido en guijarro (cuarzo, trigonal, secundario).
Indicaciones: (E) momento en que uno se expresa, sentido comunitario; **(S)** alivia los miedos, así como las tensiones espirituales y sociales; **(R)** fomenta la capacidad comunicativa, el espíritu de equipo y la sinergia en la vida en común; **(C)** ayuda con la disnea, los bronquios contraídos y la tos.

Disp.: muy escasa ○

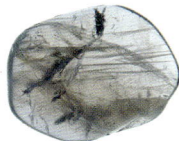

CORDIERITA
Mineralogía: anillo de silicato y aluminio con manganeso y hierro (rómbico, terciaria).
Indicaciones: (E) impasibilidad; **(S)** seguridad en uno mismo, aguante en circunstancias adversas; **(R)** ayuda a asumir la responsabilidad y a cumplir con los deberes; **(C)** fortalece los nervios, ayuda con el agarrotamiento y los miembros entumecidos, hace más fácil soportar los dolores.

Disp.: buena ○

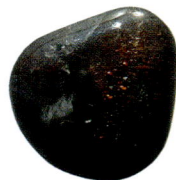

CORDIERITA (Piedra solar)
Mineralogía: cordierita con sedimentaciones de hematita (rómbico, terciaria).
Indicaciones: (E) capacidad de superación; **(S)** esperanza en situaciones difíciles; **(R)** capacidad de sacar cosas positivas de las derrotas; **(C)** alivia los calambres, aumenta el rendimiento, estabiliza la circulación, ayuda con los desmayos.

Disp.: escasa ○

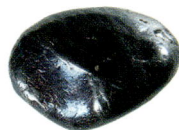

COVELINA
Mineralogía: sulfido de cobre azúl (violeta mojado) (hexagonal, secundaria).
Indicaciones: (E) amor propio, conocimiento de uno mismo; **(S)** ayuda con el descontento, la arrogancia y la vanidad; **(R)** ayuda a aceptarse tal y como uno es; **(C)** mejora la sensación de bienestar, aporta energía, ayuda a relajarse, fortalece la digestión, la desintoxicación y la sexualidad.

Disp.: muy escasa ○

CRISOBERILO
Mineralogía: aluminio, berilo y óxido (rómbico, primaria/terciaria).
Indicaciones: (E) control de uno mismo, disciplina; **(S)** buena para los miedos, la angustia, el estrés, los nervios, la hiperactividad; **(R)** favorece la concentración, la capacidad de aprendizaje y de pensar estratégicamente; **(C)** para los dolores nerviosos, los trastornos del habla, las personas que tartamudean, las afecciones nerviosas, fortalece el hígado.
Disp.: muy escasa ○

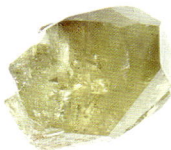

CRISOBERILO-OJO DE GATO
Mineralogía: crisoberilo con ojo de gato (rómbico, terciaria).
Indicaciones: (E) autodeterminación, certeza; **(S)** favorece la seguridad, la consciencia de uno mismo y ayuda a ganar autoridad; **(R)** ayuda a ser fiel a las convicciones propias y así, convencer a los demás; **(C)** fortalece el hígado, el cerebro, los nervios, los sentidos y el sistema inmunitario.
Disp.: muy escasa ○

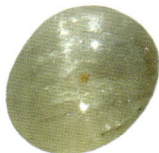

CRISOCOLA
Mineralogía: cobre y anillo de silicato hidratados (monoclínico, secundaria).
Indicaciones: (E) equilibrio; **(S)** para el estrés y los cambios de ánimo; **(R)** ayuda a mantener la calma; **(C)** fortalece el hígado, estimula, ayuda con las infecciones, las irritaciones de garganta, las quemaduras, los piojos, la fiebre, los calambres y los dolores menstruales.
Disp.: buena ○

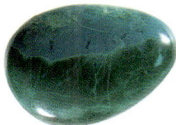

CRISOCOLA CALCEDONIA
Mineralogía: crisocola dentro de calcedonia (monoclínico/trigonal, secundaria).
Indicaciones: (E) sensibilidad; **(S)** calma los nervios y la sobreexcitación; **(R)** agudiza la percepción, favorece el sentido de lo bello; **(C)** despierta los sentidos, ayuda con las infecciones, la fiebre y los temblores, fomenta la desintoxicación, favorece el funcionamiento del hígado y los riñones, baja la fiebre y la presión arterial.
Disp.: rareza ○

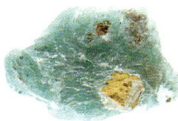

CRISOPRASA
Mineralogía: calcedonia que contiene níquel (cuarzo, trigonal, secundaria).
Indicaciones: (E) desintoxicación; **(S)** fomenta la confianza y la seguridad, ayuda con el mal de amores, los celos, las pesadillas; **(R)** ayuda a solucionar problemas en una relación; **(C)** desintoxica, ayuda a eliminar toxinas, ayuda con las alergias, la epilepsia, las enfermedades cutáneas, los hongos y el reúma.
Disp.: buena ○

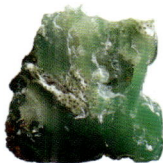

CRISOPRASA LIMON (Níquel y magnesita)

Mineralogía: mezcla de níquel, magnesita y calcedonia (trigonal, secundaria).

Indicaciones: (E) reafirmación vital, apertura; **(S)** incentivos, ayuda a superar la soledad y los impedimentos; **(R)** autocrítica, propensión a las bromas, astucia; **(C)** de gran ayuda para la desintoxicación, para casos de acidez extrema, así como para las agujetas y los efectos que produce el hacer un esfuerzo extremo.

Disp.: muy escasa ○

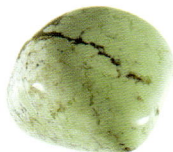

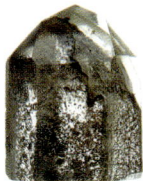

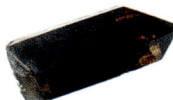

CUARZO AHUMADO

Mineralogía: cristal de cuarzo marrón (trigonal, primaria).

Indicaciones: (E) relajación; **(S)** elimina tensiones y ayuda con el estrés; **(R)** favorece una reflexión serena, realista y pragmática; **(C)** ayuda con los dolores de cabeza y las tensiones en la espalda, alivia dolores y fortalece los nervios.

Disp.: buena ○

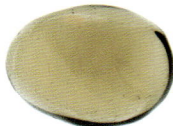

CUARZO AHUMADO CON PHANTOM

Mineralogía: cuarzo ahumado con partes de crecimiento visibles.

Indicaciones: (E) superación de uno mismo; **(S)** alivia el miedo al fracaso, a la derrota o a los dolores; **(R)** ayuda a afrontar asuntos dolorosos y que le oprimen a uno y a crecer después de haberlos afrontado; **(C)** fortalece los sentidos y los nervios, ayuda en caso de dolores y tensiones.

Disp.: muy escasa ○

CUARZO AHUMADO GWINDEL

Mineralogía: cristales de cuarzo con una ligera rotación.

Indicaciones: (E) orientación, transformación; **(S)** aclara la confusión y disminuye la falta de seguridad; **(R)** ayuda a orientarse en situaciones complicadas; **(C)** moviliza y redistribuye los flujos de energía, elimina tensiones, alivia los calambres, los dolores y los dolores de espalda.

Disp.: rareza ○

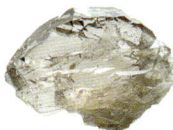

CUARZO AHUMADO MARRON

Mineralogía: cristal de cuarzo oscuro casi negro (trigonal, primaria).

Indicaciones: (E) resistencia; **(S)** le hace a uno capaz de aguantar mejor la presión y el estrés; **(R)** lo espabila a uno y lo hace trabajador, ayuda a afrontar asuntos importantes con ahínco; **(C)** actúa aliviando dolores y ayuda con los daños producidos por la radicación (por ejemplo, los rayos roentgen).

Disp.: muy escasa ○

CUARZO BLANCO (Cuarzo nieve)
Mineralogía: cuarzo macizo blanco (dióxido de silicio, trigonal, primaria).
Indicaciones: (E) apoyo, cuidado; **(S)** ayuda a ser consciente del potencial propio y a vivirlo; **(R)** ayuda a expresarse de forma neutral y objetiva; **(C)** aporta energía allí donde se necesita, ayuda en caso se debilidad, fortalece el esqueleto y las articulaciones.

Disp.: buena ○

CUARZO CRISTAL DE ROCA
Mineralogía: cristal que acaba en un canto y no en punta (trigonal, primaria).
Indicaciones: (E) recogimiento; **(S)** actúa revitalizando, ayuda a acumular fuerzas y a ahorrar la propia energía; **(R)** fomenta una atención tranquila y prudente; **(C)** ayuda a desviar el exceso de energía y a bajar la fiebre, depura la atmósfera de una habitación.

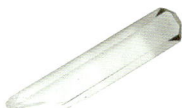

Disp.: muy buena ○

CUARZO CRISTAL DE ROCA (Cristal apical)
Mineralogía: cristal con una gran superficie apical (trigonal, primaria).
Indicaciones: (E) alivio; **(S)** deja que las tensiones fluyan, actúa refrescando las emociones y fortaleciendo; **(R)** ayuda a dispersar las fijaciones y a percibir mejor el entorno; **(C)** actúa rebajando la fiebre, relaja y promueve el flujo de la energía y la circulación.

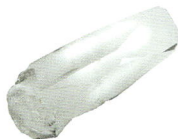

Disp.: buena ○

CUARZO CRISTAL DE ROCA (Cristal elestial)
Mineralogía: superficies profundas originadas por el rápido crecimiento de los cantos.
Indicaciones: (E) sabiduría primigenia; **(S)** favorece la confianza, el incremento de las fuerzas y un desarrollo acelerado y espontáneo; **(R)** ayuda a descubrir el conocimiento primigenio que uno alberga y a poder expresarlo; **(C)** fomenta y acelera el desarrollo del cuerpo y los procesos de curación.

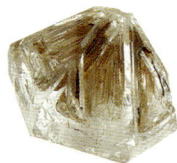

Disp.: muy escasa ○

CUARZO CRISTAL DE ROCA (Cristal biterminado)
Mineralogía: cristal con puntas en los dos lados (trigonal, primaria).
Indicaciones: (E) unión; **(S)** mejora las relaciones con los demás, mejora la capacidad de recordar, incluso los sueños; **(R)** fomenta el entendimiento, la telepatía y ayuda a poder expresarse mejor; **(C)** mejora el flujo de energía mutuo y ayuda a salir de los bloqueos.

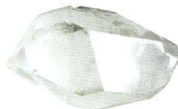

Disp.: escasa ○

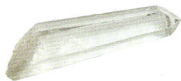

CUARZO CRISTAL DE ROCA (Cristal con punta láser)
Mineralogía: cristal que acaba en una punta cónica (trigonal, primaria).
Indicaciones: **(E)** momento de centrarse; **(S)** ayuda a unificar la fuerza que uno tiene y a movilizar las reservas; **(R)** fomenta los proyectos espirituales, ayuda a concentrar los pensamientos en torno a la meta actual; **(C)** conduce los flujos de energía a su punto más álgido, actúa estimulando de gran manera los meridianos y los nervios.
Disp.: muy escasa ○

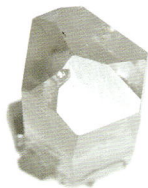

CUARZO CRISTAL DE ROCA (Cristal de Dow)
Mineralogía: cristal cuyo número de puntas oscila entre 3 y 7.
Indicaciones: **(E)** capacidades intelectuales; **(S)** ayuda a estar en armonía con uno mismo; **(R)** ayuda a desarrollar y ejercitar las capacidades propias de modo consciente; **(C)** armoniza la falta y exceso de energía en el organismo y fortalece la capacidad de este para autoorganizarse.
Disp.: muy escasa ○

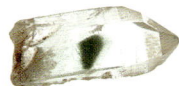

CUARZO CRISTAL DE ROCA (Cristal fantasma con clorita)
Mineralogía: cristal con segmentos de crecimiento recubiertos de clorita.
Indicaciones: **(E)** crecimiento, empuje para desarrollarse; **(S)** aporta confianza y ánimo; **(R)** abre nuevos horizontes insospechados y ayuda a desarrollar capacidades desconocidas; **(C)** estimula el crecimiento en los niños, fortalece la regeneración y el sistema inmunitario.
Disp.: buena ○

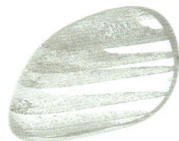

CUARZO CRISTAL DE ROCA (Cristal fantasma)
Mineralogía: cristal con segmentos de crecimiento visibles.
Indicaciones: **(E)** superación de barreras; **(S)** ayuda a superar los miedos, a atreverse y a confiar; **(R)** ayuda a expandir los límites que uno tiene con respecto a determinados pensamientos, a pensar en lo imposible y a hacerlo realidad; **(C)** favorece el crecimiento y el desarrollo del cuerpo.
Disp.: buena ○

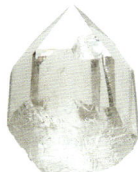

CUARZO CRISTAL DE ROCA (Cristal generador)
Mineralogía: cristal con seis caras unidas en un ápice.
Indicaciones: **(E)** refuerzo; **(S)** contribuye a crear un porte interior seguro e íntegro; **(R)** ayuda a concretar las cosas en los pensamientos y a la hora de comunicar; **(C)** conduce los flujos de energía a su punto más álgido, fortalece y estimula los meridianos y los nervios.
Disp.: escasa ○

CUARZO CRISTAL DE ROCA (Cristal medial)
Mineralogía: cristal con gran superficie apical con siete lados.
Indicaciones: (E) susceptibilidad; **(S)** mejora la intuición, la sensibilidad y las cualidades mediales, aporta tranquilidad interior y apertura; **(R)** agudiza la percepción, favorece la meditación; **(C)** favorece la percepción del cuerpo y de sus necesidades.

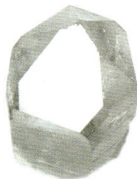

Disp.: muy escasa ○

CUARZO CRISTAL DE ROCA (Cristal tabular)
Mineralogía: cristales muy anchos y planos (trigonal, primaria).
Indicaciones: (E) ampliación de horizontes; **(S)** favorece el sentimiento de comunidad y ayuda a dejar atrás el propio ego; **(R)** favorece la capacidad de atención a necesidades supremas y a poder transmitirlas; **(C)** aumenta todas las fuerzas corporales en caso de necesidad.

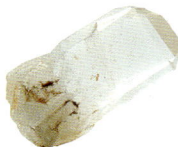

Disp.: escasa ○

CUARZO CRISTAL DE ROCA (Cristal transmisor)
Mineralogía: caras de tres puntas rodeadas de superficies con siete puntas.
Indicaciones: (E) pureza del ser; **(S)** ayuda a eliminar la mala conciencia mediante la autonomía, la articulación y la recuperación; **(R)** ayuda a percibir la voz interior propia; **(C)** mejora la comunicación con el propio cuerpo.

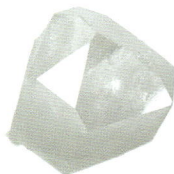

Disp.: muy escasa ○

CUARZO CRISTAL DE ROCA (Cuarzo aguja)
Mineralogía: cristales aciculares y con prismas largos (trigonal, primaria).
Indicaciones: (E) flujo, orientación; **(S)** pone en movimiento imágenes interiores, recuerdos y sentimientos; **(R)** motiva para realizar progresos espirituales y obtener éxito; **(C)** fortalece los nervios, regula y reconduce los flujos energéticos en el cuerpo, ayuda a que desaparezcan las cicatrices.

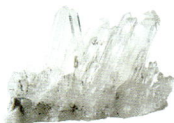

Disp.: buena ○

CUARZO CRISTAL DE ROCA (Cuarzo de la armonía)
Mineralogía: cristal con la superficie fracturada (trigonal, primaria).
Indicaciones: (E) remedio; **(S)** ayuda a solucionar los golpes del destino y los conflictos en las relaciones; **(R)** le ayuda a uno a sacar beneficios de experiencias dolorosas; **(C)** estimula la capacidad de curación de uno mismo, ayuda con las infecciones y las roturas óseas.

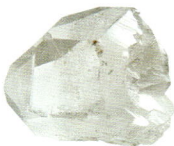

Disp.: escasa ○

CUARZO CRISTAL DE ROCA (Hebras de cuarzo)

Mineralogía: cristales que han solidificado en paralelo con filamentos de crecimiento.

Indicaciones: (E) cualidades espirituales; **(S)** ayuda a encontrarse en armonía con uno mismo; **(R)** ayuda a desarrollar de forma consciente las capacidades espirituales propias y a entrenarlas; **(C)** equilibra la falta y exceso de energía en el organismo y fortalece la capacidad de organizarse a sí mismo de este último.

Disp.: muy escasa ○

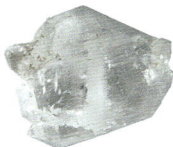

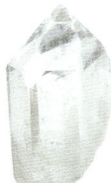

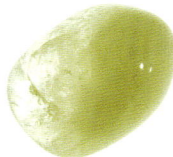

CUARZO CRISTAL DE ROCA (Herkimer)

Mineralogía: cristal de color muy claro con dos puntas proveniente de Herkimer, EE. UU.

Indicaciones: (E) conciencia, claridad; **(S)** mejora la capacidad de recordar los sueños y la orientación espiritual; **(R)** fomenta la conciencia y el desarrollo de esta; **(C)** actúa aliviando dolores (tres cristales dispuestos en forma de triángulo), estimula los nervios, el cerebro y los sentidos.

Disp.: escasa ○

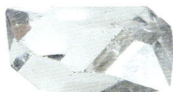

CUARZO CRISTAL DE ROCA (Roca de hielo, Espejo de bruja, Piedra estrellada)

Mineralogía: cristal de cuarzo de color claro (trigonal, primaria).

Indicaciones: (E) claridad, neutralidad; **(S)** refuerza la opinión propia, mejora la capacidad de recordar; **(R)** mejora la percepción de las cosas, hace consciente y aporta claridad para pensar; **(C)** fomenta el flujo energético, mejora los nervios, el cerebro, las glándulas, alivia dolores e hinchazones.

Disp.: muy buena ○

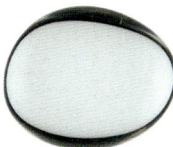

CUARZO CRISTAL DE ROCA

Mineralogía: cristal con superficie en forma de rombo (trigonal, primaria).

Indicaciones: (E) conocimiento de uno mismo, reflexión; **(S)** aporta la posibilidad de mirar dentro de uno mismo y ver la vida espiritual propia, ayuda a fomentar cualidades que se han descuidado; **(R)** ayuda a contemplarse a uno mismo con neutralidad y potencia la percepción de las cosas; **(C)** ayuda a eliminar los obstáculos que impiden la curación.

Disp.: muy escasa ○

CUARZO DE AZUFRE

Mineralogía: cuarzo de cristal amarillo azufre (trigonal, primaria).

Indicaciones: (E) depuración, clarificación; **(S)** ayuda a eliminar miedos, desgana, aburrimiento y la inconstancia; **(R)** ayuda a solucionar los conflictos razonablemente y a encontrar las causas de todo tipo de miserias; **(C)** favorece la evacuación y ayuda con las impurezas de la piel.

Disp.: muy escasa ○

CUARZO DE HEMATITA O HEMATITES

Mineralogía: láminas pequeñas de hematita dentro de cristal de cuarzo (trigonal, primaria).

Indicaciones: (E) vitalidad; **(S)** fortalece, reaviva, anima; aporta ánimos y entusiasmo; **(R)** ayuda a dosificar correctamente las fuerzas de uno para hacer esfuerzos mentales o físicos; **(C)** favorece la hematopoyesis, estabiliza la circulación sanguínea, fortalece los músculos, los nervios y los sentidos.

Disp.: escasa ○

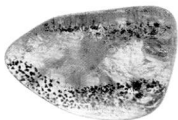

CUARZO DE ILMENITA

Mineralogía: acículas de ilmenita dentro de cuarzo (óxido, trigonal, primaria).

Indicaciones: (E) inspiración, imagen; **(S)** le da a uno personalidad, carácter y cualidades para que uno se valore; **(R)** ayuda a diferenciar entre la inspiración y la imaginación, así como, a valorar hechos importantes; **(C)** para la aparición de contracturas, signos degenerativos o de desgaste.

Disp.: muy escasa ○

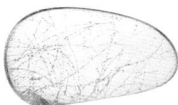

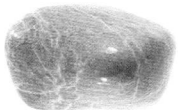

CUARZO DE JAMESONITA

Mineralogía: agujas de jamesonita en cuarzo (monoclínico/trigonal, primaria).

Indicaciones: (E) subordinación; **(S)** aporta disciplina para superar costumbres dañinas; **(R)** ayuda a subordinar grandes ideales a los intereses personales; **(C)** ayuda en caso de debilidad inmunitaria, así como, con los dolores de huesos, en la piel, de nervios, favorece la desintoxicación.

Disp.: rareza ○

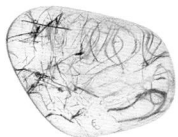

CUARZO DE LAVANDA (Calcedonia violeta)

Mineralogía: calcedonia de color lavanda (trigonal, secundaria).

Indicaciones: (E) comprensión, sensibilidad; **(S)** une la calma con la atención, desarrolla el sentido de las necesidades de otros; **(R)** fomenta el entendimiento y hace que uno esté dispuesto a aprender de forma continuada; **(C)** fortalece los nervios, la secreción de las glándulas y reduce la presión sanguínea.

Disp.: escasa ○

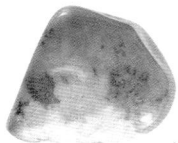

CUARZO DE NIQUEL

Mineralogía: cuarzo macizo que contiene níquel (trigonal, primaria).

Indicaciones: (E) revelación, reconocimiento; **(S)** hace más fácil expresar estados de descontento, enfado y molestia; **(R)** ayuda a aclarar malentendidos y a reconocer los errores; **(C)** favorece la desintoxicación, ayuda con los mareos y los problemas de equilibrio.

Disp.: muy escasa ○

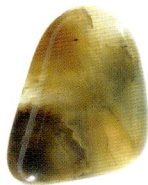

CUARZO DE ORO (Ojo de tigre de cuarzo)
Mineralogía: ojo de tigre con un gran porcentaje de cuarzo (trigonal, secundaria).
Indicaciones: (E) ayuda a poder defenderse; **(S)** ayuda a imponerse a las dificultades sin perder el ánimo; **(R)** ayuda a procesar las impresiones y a concentrarse en lo esencial; **(C)** elimina las tensiones y ayuda con los ataques de asma agudos.

Disp.: muy escasa ○

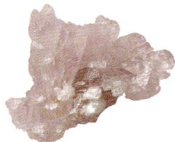

CUARZO DE ROSA
Mineralogía: cuarzo cristalino rosa (dióxido de silicio, trigonal, primaria).
Indicaciones: (E) desarrollo personal; **(S)** anima, alegra y da felicidad, favorece las capacidades propias; **(R)** ayuda a desarrollarse gracias a cualidades que uno aprecia y a conseguir un ambiente beneficioso; **(C)** aporta un sentimiento de bienestar, sosiega los nervios y los sentidos fatigados.

Disp.: rareza ○

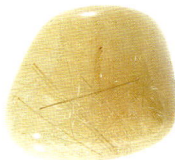

CUARZO DE RUTILO AMARILLO
Mineralogía: filamentos de rutilo amarillo en cuarzo (tetragonal/trigonal, primaria).
Indicaciones: (E) esperanza, independencia; **(S)** despeja el ánimo, le libera a uno de miedos que no controla; **(R)** le ayuda a uno a liberarse de situaciones injustas que le obligan a implicarse; **(C)** reduce la mucosa en caso de tos y ayuda con la bronquitis crónica.

Disp.: buena ○

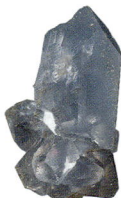

CUARZO DE RUTILO AZUL (Grupo de los cuarzos azules)
Mineralogía: cuarzo de cristal con filamentos finos de rutilo (trigonal, primaria).
Indicaciones: (E) sentido de la realidad; **(S)** aporta una sensación de amplitud y de ligereza, favorece el control sexual, entre otros, el desprendimiento seminal precoz; **(R)** fomenta una forma pragmática de pensar y actuar; **(C)** alivia dolores, actúa refrescando y bajando la fiebre, ayuda en caso de bronquitis.

Disp.: escasa ○

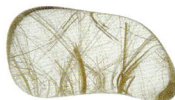

CUARZO DE RUTILO CLARO
Mineralogía: pequeños filamentos de rutilo dentro de cuarzo (tetragonal/trigonal, primaria).
Indicaciones: (E) amplitud; **(S)** libera de tensiones y transmite una sensación de amplitud y libertad; **(R)** ayuda a desarrollar nuevos conceptos vitales y a afrontar el futuro con confianza; **(C)** ayuda en caso de alergias, asma, molestias respiratorias y cardiopatías.

Disp.: escasa ○

CUARZO DE RUTILO ROJO

Mineralogía: filamentos de rutilo rojo dentro de cuarzo (tetragonal/trigonal, primaria).

Indicaciones: (E) grandeza, visión; **(S)** ayuda en caso de problemas sexuales, como la disfunción eréctil o la eyaculación precoz; **(R)** ayuda a pensar «a lo grande» y a no reprimir las visiones que uno tiene; **(C)** estimula la regeneración celular, ayuda en caso de estreñimiento y dolores intestinales.

Disp.: escasa ○

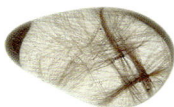

CUARZO DE TURMALINA

Mineralogía: filamentos de turmalina (chorlo) en cuarzo (trigonal, primaria).

Indicaciones: (E) unión de polaridades; **(S)** ayuda a solucionar batallas y conflictos personales; **(R)** hace posible armonizar los contrarios; **(C)** quita la tensión, los calambres, las durezas, las durezas, le mantiene a uno con vitalidad y ágil, favorece la depuración y la evacuación, fortalece los nervios.

Disp.: buena ○

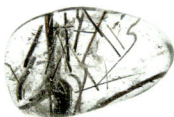

CUARZO EISENKIESEL

Mineralogía: cuarzo cristalino que contiene hierro (trigonal, primaria/secundaria).

Indicaciones: (E) energía; **(S)** moviliza las reservas energéticas, tanto espirituales como físicas, aporta resolución; **(R)** ayuda a hacer realidad los propósitos con decisión y energía; **(C)** mejora la capacidad de rendimiento, estimula la circulación y el riego sanguíneo, activa los vasos sanguíneos y los músculos.

Disp.: escasa ○

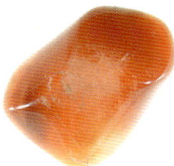

CUARZO NEBULOSO

Mineralogía: cuarzo cristal de roca con rutilo hidratado de color turbio (trigonal, primaria).

Indicaciones: (E) esclarecimiento, autonomía; **(S)** le aporta a uno calma, equilibrio, le hace a uno abierto, ayuda a encontrar en sueños la solución de los problemas; **(R)** mejora la percepción y la perspectiva, ayuda a pensar de forma clara, rápida y precisa; **(C)** activa y alivia los dolores difíciles de afrontar.

Disp.: escasa ○

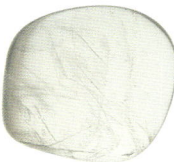

CUARZO ROSA

Mineralogía: cuarzo de color rosa debido al manganeso (trigonal, primaria).

Indicaciones: (E) efecto y causa; **(S)** ayuda a no tomarse a uno mismo tan en serio, provoca tendencia a lo chistoso y al humor; **(R)** le enseña a uno a comprender cómo se provoca a sí mismo la infelicidad y el fracaso; **(C)** resulta de ayuda con el nerviosismo, la ansiedad y las cardiopatías o problemas de circulación.

Disp.: buena ○

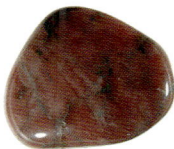

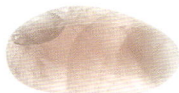

CUARZO ROSA
Mineralogía: cuarzo de color rosa (dióxido de silicio, trigonal, primaria).
Indicaciones: (E) sensibilidad; **(S)** aumenta la empatía, ayuda en caso de problemas sexuales; **(R)** pone de relieve las necesidades propias y los deseos de otros; **(C)** armoniza el ritmo cardiaco, favorece el funcionamiento de los órganos sexuales y la fertilidad.

Disp.: muy buena ○

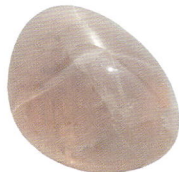

CUARZO ROSA (Cuarzo rutilado)
Mineralogía: cuarzo rosa con destellos de rutilo (trigonal, primaria).
Indicaciones: (E) interés; **(S)** le hace a uno abierto, dispuesto a ayudar, capaz de amar y aporta romanticismo; **(R)** fomenta una convivencia armónica; **(C)** ayuda con las enfermedades del corazón, de la sangre y de los órganos sexuales, agudiza la percepción a través de los sentidos.

Disp.: muy escasa ○

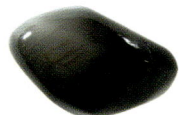

CUARZO Y OJO DE GATO (Aqualita)
Mineralogía: cuarzo con hornablenda (trigonal/monoclínico, primaria).
Indicaciones: (E) perspectiva, distancia; **(S)** favorece la delimitación y al mismo tiempo ayuda a superar grandes barreras; **(R)** hace más fácil adoptar una perspectiva en asuntos complejos; **(C)** alivia dolores, calma los nervios y ayuda en caso de desfunciones hormonales.

Disp.: escasa ○

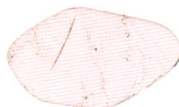

CUNCITA (ESPODUMENO)
Mineralogía: cadena de silicatos rosa (grupo piroxeno, monoclínico, primaria).
Indicaciones: (E) humildad; **(S)** favorece la empatía, ayuda en caso de que uno tenga dificultades para establecer contacto con los demás; **(R)** hace posible asumir la crítica, fomenta la tolerancia y la disposición a ser útil; **(C)** ayuda con las neuralgias, la ciática, los dolores de muelas, libera tensiones cardiacas.

Disp.: escasa ○

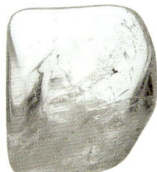

DAMBURITA
Mineralogía: calcio, boro y silicatos (rómbico, primaria/rara vez terciaria).
Indicaciones: (E) altruismo, orientación espiritual; **(S)** aceptación de uno mismo, amor sin condiciones; **(R)** ayuda a olvidar patrones de comportamiento que sean limitadores; **(C)** ayuda con los trastornos de tipo espiritual de corazón, de circulación, digestión; a veces también con la anorexia.

Disp.: escasa ○

DIAMANTE
Mineralogía: carbono puro (elementos naturales, cúbico, terciaria).
Indicaciones: (E) tranquilidad; **(S)** favorece que el carácter se curta, fomenta la ética y la fidelidad con uno mismo; **(R)** ayuda a ser más responsable y desaprensivo; **(C)** actúa de forma depurativa y fortalece el cerebro, los nervios, los órganos sensoriales, las glándulas, los vasos sanguíneos y ayuda con los ataques de apoplejía.

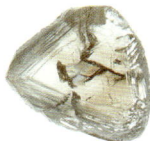

Disp.: buena ○

DIASPORA
Mineralogía: oxihidróxido de aluminio (rómbico, terciaria).
Indicaciones: (E) vuelven a renacer metas anteriores; **(S)** concienciación y cambio de las estructuras de la pareja; **(R)** favorece el análisis de uno mismo y el encauzamiento de la vida; **(C)** favorece la digestión, actúa eliminando la acidez y ayuda con el ardor y los dolores de estómago.

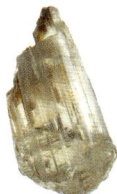

Disp.: muy escasa ○

DIOPSIDA
Mineralogía: cadena de silicatos del grupo piroxeno (monoclínico, terciaria).
Indicaciones: (E) perdón, desprendimiento; **(S)** ayuda a no aferrarse más a dolores y heridas del pasado; **(R)** ayuda a acudir a los demás y transmitir paz; **(C)** favorece los riñones y equilibra el sistema hormonal, la acidez, la asimilación de minerales y la hidratación.

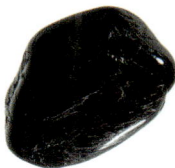

Disp.: muy escasa ○

DIOPSIDA (Diopsida de estrella)
Mineralogía: cadena de silicatos del grupo piroxeno (monoclínico, terciaria).
Indicaciones: (E) espiritualidad; **(S)** equilibra los cambios de humor extremos; **(R)** ayuda a alcanzar el conocimiento de la naturaleza espiritual de todo ser y el trasfondo espiritual de todos los fenómenos; **(C)** fortalece el corazón, los riñones, músculos y vasos sanguíneos.

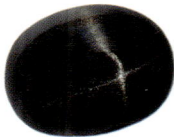

Disp.: muy escasa ○

DIOPSIDA DE CROMO
Mineralogía: diopsida que contiene cromo (cadena de silicatos, monoclínico, terciaria).
Indicaciones: (E) fuerza de espíritu, inspiración; **(S)** ayuda a tomarse la vida como si de un juego se tratara, aporta vivacidad, armonía y alegría de vivir; **(R)** fomenta la imaginación y la creatividad; **(C)** fortalece los riñones, los sentidos, los nervios y alivia las irritaciones locales.

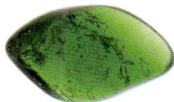

Disp.: escasa ○

DIOPTASA

Mineralogía: anillos de silicato y cobre hidratados (trigonal, secundaria).
Indicaciones: (E) riqueza, belleza, suerte; **(S)** ayuda a colocarse en lugar adecuado, aporta profundidad en los sentimientos, esperanza y sueños intensos; **(R)** ayuda a vivir el potencial propio y favorece la abundancia de ideas; **(C)** fortalece el hígado, alivia dolores y los calambres.

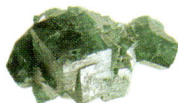

Disp.: muy escasa ○

DISTENA AZUL (Kyanita azul)

Mineralogía: silicato y aluminio azul (triclínico, terciaria).
Indicaciones: (E) identidad, consecución del proyecto vital; **(S)** ayuda a conservar la capacidad de obrar en situaciones extremas; **(R)** favorece una manera de pensar racional y una forma de actuar decidida; **(C)** alivia la ronquera, los dolores de laringe; es buena para la capacidad motriz y la habilidad manual.

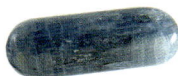

Disp.: muy escasa ○

DISTENA VERDE

Mineralogía: silicato y aluminio verde (triclínico, terciaria).
Indicaciones: (E) identidad, instinto; **(S)** ayuda a superar el victimismo y la resignación; **(R)** disuelve la creencia en un destino y fomenta la capacidad de obrar instintiva; **(C)** alivia la acidez extrema, el reúma y la gota; favorece la movilidad, la capacidad motora y la habilidad manual.

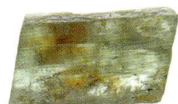

Disp.: rareza ○

DOLOMITA BANDEADA

Mineralogía: dolimita con bandas que contienen hierro (trigonal, secundaria).
Indicaciones: (E) talento; **(S)** propicia una estabilidad y ayuda con los arrebatos emocionales repentinos; **(R)** estimula para desarrollar las capacidades propias; **(C)** alivia las agujetas y actúa contra los calambres; es buena para la sangre, el corazón, la circulación y los vasos sanguíneos.

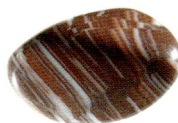

Disp.: buena ○

DOLOMITA BEIS

Mineralogía: calcio, magnesio, carbonato (trigonal, secundaria).
Indicaciones: (E) equilibrio; **(S)** aporta serenidad, paciencia y paz interior; **(R)** fomenta una manera de pensar sencilla y pragmática y ayuda a solucionar problemas con tranquilidad; **(C)** alivia los dolores de cabeza y merma los coágulos y la tendencia a la trombosis.

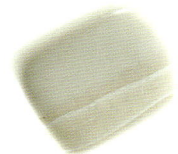

Disp.: buena ○

DOLOMITA BLANCA

Mineralogía: calcio, magnesio y carbonato (trigonal, secundaria).
Indicaciones: (E) encuentro con uno mismo; **(S)** aporta equilibrio y estabilidad; **(R)** favorece el sentido común, ayuda a alcanzar metas de forma simple y con sencillez; **(C)** activa, quita la acidez, lo mantiene a uno sano y con vitalidad; alivia los dolores y reduce los calambres.

Disp.: buena ○

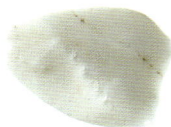

DOLOMITA CON PIRITA

Mineralogía: dolomita con sedimentaciones de pirita (trigonal, secundaria).
Indicaciones: (E) predisposición; **(S)** ayuda a convertir las debilidades en capacidades que potenciar y a remediar el descontento; **(R)** estimula para encontrar las cualidades propias; **(C)** favorece la depuración y la evacuación; reduce la acidez y ayuda con los dolores de estómago y de intestino.

Disp.: buena ○

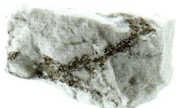

DOLOMITA NARANJA

Mineralogía: dolomita que contiene hierro (trigonal, secundaria).
Indicaciones: (E) alegría; **(S)** actúa reconstituyendo y animando, estabiliza los cambios de humor constantes; **(R)** estimula para explorar las capacidades propias; **(C)** activa la circulación y el metabolismo, fortalece el corazón en tiempos de mucha presión.

Disp.: rareza ○

DUMORTIERITA

Mineralogía: silicato de boro y de aluminio (mezcla de silicatos, rómbico, primaria).
Indicaciones: (E) soltura; **(S)** ayuda a tomarse la vida de forma sencilla y alivia miedos, depresiones, nerviosismo y estrés; **(R)** ayuda a liberarse de determinadas formas de comportamiento; **(C)** alivia los dolores de cabeza, los calambres, ayuda a evitar desmayos, mareos y a no vomitar.

Disp.: buena ○

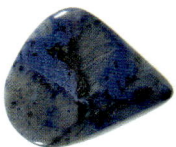

ECLOGITA

Mineralogía: roca con piroxenos y granate (diversas estructuras, terciaria).
Indicaciones: (E) recuperación; **(S)** aporta esperanza en fases difíciles de la vida, lo incentiva a uno a querer recuperarse; **(R)** libera las ideas sobre la infelicidad, el peligro y el fracaso que se han arraigado en uno; **(C)** favorece la regeneración y la fuerza de autocuración, ayuda con enfermedades severas y crónicas.

Disp.: escasa ○

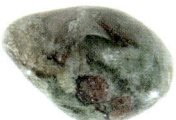

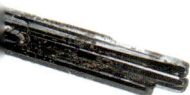

EGIRINA (Acmita)
Mineralogía: está compuesta de cadenas de silicatos y pertenece a la familia de los minerales piroxenos (monoclínico, primaria).

Indicaciones: (E) sinceridad, virtudes; **(S)** favorece el respeto ante uno mismo, es de gran ayuda para problemas de pareja, para las separaciones o situaciones de gran tristeza; **(R)** organización para llevar a cabo las metas importantes; **(C)** buena para las molestias y dolores de espalda, también para los nervios, músculos, huesos y las glándulas hormonales.

Disp.: escasa ○

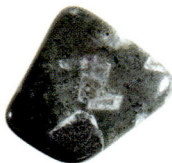

EGIRINA-AUGITA (Acmita Augita)
Mineralogía: cadena de silicatos que pertenece a la familia de los piroxenos (monoclínico, primaria).

Indicaciones: (E) serenidad, constancia; **(S)** potencia la paciencia, ayuda a guardar la calma en situaciones difíciles; **(R)** para trabajar de forma serena y paciente (tanto desde un punto de vista espiritual como físico); **(C)** activa la digestión, activa el intestino y los riñones, así como, el funcionamiento de las glándulas hormonales, actúa como un calmante.

Disp.: escasa ○

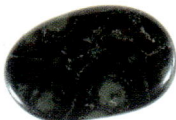

ELDARITA
Mineralogía: anortoclasa, cuarzo, vulcanita y egirina (primaria).

Indicaciones: (E) integración, fuerza vital, protección; **(S)** contra la presión, los miedos, la negatividad y las malas influencias; **(R)** libera dudas y preocupaciones, lo hace a uno más consciente de aspectos de su personalidad que uno mismo reprime; **(C)** estimula la función de la piel, de las glándulas sudoríparas y de los fluidos corporales.

Disp.: rareza ○

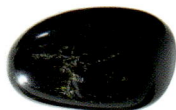

EPIDOTA
Mineralogía: calcio, aluminio y grupo de silicatos (monoclínico, primaria).

Indicaciones: (E) regeneración; **(S)** aporta paciencia, atenúa las preocupaciones, la autocompasión y el sufrimiento; **(R)** ayuda a aplicar la idea que uno tiene de la suerte y la satisfacción; **(C)** fortalece el hígado, la vesícula, la digestión, regenera después de haber hecho grandes esfuerzos o haber sufrido enfermedades.

Disp.: escasa ○

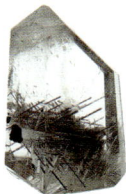

EPIDOTA CUARZO (Epidosita)
Mineralogía: agujas de epidota dentro de cuarzo (trigonal/monoclínico, primaria).

Indicaciones: (E) esplendor; **(S)** da ánimos y esperanza después de grandes decepciones; **(R)** aporta eficiencia y la facultad de saber valorar correctamente; **(C)** aporta fuerzas con rapidez, alivia dolores, ayuda con las contusiones y los esguinces.

Disp.: muy escasa ○

EPIDOTA FELDESPATO
Mineralogía: mezcla de epidota y feldespato (monoclínico, primaria/terciaria).
Indicaciones: (E) recuperación; (S) ayuda a digerir las consecuencias fruto de haber sufrido cargas o haber vivido acontecimientos dolorosos; (R) le ayuda a uno a aprender a no exigirse demasiado; (C) fortalece el hígado y la vesícula, fomenta la recuperación y la curación, principalmente cuando la fragilidad bloquea.
Disp.: muy escasa ○

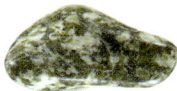

EPIDOTA FELDESPATO (Unaquita)
Mineralogía: mezcla de epidota y feldespato (monoclínico, primaria/terciaria).
Indicaciones: (E) convalecencia; (S) actúa de forma revitalizadora y fortaleciendo; ayuda a superar la frustración como consecuencia del fracaso; (R) contribuye a que uno no se menosprecie por haber cometido fallos; (C) fortalece el hígado y la vesícula, fomenta las fuerzas regeneradoras del cuerpo y acelera los procesos de curación.
Disp.: muy buena ○

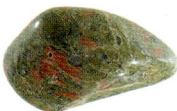

ESCAPOLITA (Piedra bastón, Wernerita)
Mineralogía: mezcla de silicatos ricos en minerales (tetragonal, primaria/terciaria).
Indicaciones: (E) desenvoltura; (S) clarifica el estado de ánimo, favorece el optimismo, ayuda a mantenerse fiel a uno mismo; (R) hace que desaparezcan las ideas fijas, amplía el horizonte de pensamiento, hace posible romper con las prohibiciones a la hora de pensar; (C) ayuda con los dolores de riñones y de los ojos.
Disp.: muy escasa ○

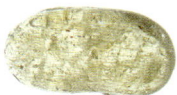

ESFALERITA (Blenda acaramelada)
Mineralogía: blenda transparente de cinc (sulfuro de cinc, cúbico, primaria).
Indicaciones: (E) agilidad, energía; (S) contra el agotamiento, la debilidad, la pérdida de ánimos y el miedo; (R) favorece que uno se fije en los detalles, hace posible hacer varias cosas en paralelo; (C) ayuda con la diabetes y las piernas inquietas, para el cerebro, la piel, las defensas inmunitarias y la fertilidad.
Disp.: muy escasa ○

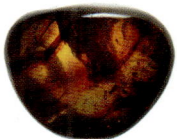

ESFALERITA (Blenda de cinc)
Mineralogía: sulfuro de cinc (cúbico, todas las estructuras de formación).
Indicaciones: (E) agilidad; (S) equilibra la paz interior y ayuda a conciliar el sueño; (R) fomenta el pensamiento abstracto, la concentración y la capacidad para recordar; (C) agiliza la curación de heridas, alivia la diabetes, fortalece el cerebro, la piel y las defensas inmunitarias.
Disp.: escasa ○

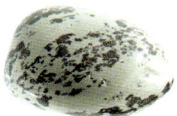

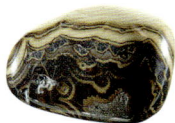

ESFALERITA WURTZITA
Mineralogía: esfalerita, wurtzita (sulfuros de cinc, cúbico/hexagonal, primaria).

Indicaciones: (E) transformación, cambio; **(S)** ayuda a resistir a cambios dramáticos; **(R)** pone fin a las cavilaciones no fructíferas; **(C)** buena para el cerebro, la piel, la córnea, el olfato y el gusto, la próstata y las glándulas gonadales, protege de agentes dañinos y de la radiación.

Disp.: escasa ○

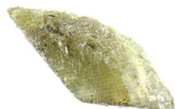

ESFENA (Titanita)
Mineralogía: calcio, titanio y mezcla de silicatos (monoclínico, primaria/terciaria).

Indicaciones: (E) integridad; **(S)** fomenta el dominio de uno mismo; **(R)** ayuda a imponerse a los obstáculos; **(C)** favorece la regeneración, fortalece el sistema inmunitario, ayuda en caso de inflamaciones persistentes, entre otros, la bronquitis, la sinusitis o la inflamación de encías.

Disp.: muy escasa ○

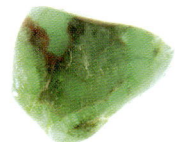

ESMERALDA
Mineralogía: berilo que contiene cromo (anillo de silicato, hexagonal, primaria/terciaria).

Indicaciones: (E) encuentro con el significado; **(S)** fomenta la armonía y la justicia, la recuperación y regeneración; **(R)** le apoya a uno a la hora de alcanzar una meta y a hacerla posible; **(C)** ayuda con la sinusitis, los dolores de cabeza, la epilepsia, las enfermedades de los ojos, del corazón y del intestino.

Disp.: buena ○

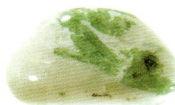

ESMERALDA EN MATRIX
Mineralogía: esmeralda en cuarcita (hexágona/trigonal, terciaria).

Indicaciones: (E) orientación; **(S)** ayuda a superar los golpes del destino; **(R)** en tiempos de crisis, ayuda a encontrar una nueva orientación; **(C)** fortalece el hígado, desintoxica, quita la acidez, ayuda con los catarros, los ronquidos, las infecciones, inflamaciones, el reúma y la gota.

Disp.: escasa ○

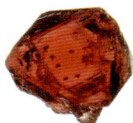

ESPINELA
Mineralogía: magnesio, aluminio y óxido (cúbico, primaria/terciaria).

Indicaciones: (E) autodeterminación; **(S)** da ánimos, confianza y aporta la posibilidad de disfrutar con optimismo; **(R)** fomenta la existencia de una estructura a la hora de pensar y firmeza a la hora de actuar; **(C)** fortalece la musculatura, tonifica los miembros del cuerpo que están entumecidos o que han perdido sensibilidad, depura los vasos sanguíneos, el intestino y la piel.

Disp.: muy escasa ○

ESTAUROLITA
Mineralogía: hierro, aluminio y mezcla de silicatos (rómbico, terciaria).
Indicaciones: (E) identidad, cambio de la vida propia; **(S)** ayuda a desprenderse de modelos que lo paralizan a uno; **(R)** despierta la sensibilidad por aquello que tiene sentido y lo que no lo tiene; **(C)** favorece un medio sano para las fluidos del cuerpo, ayuda con las infecciones bacterianas, las víricas y los hongos.

Disp.: escasa ○

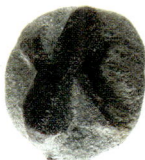

ESTEATITA (Talco)
Mineralogía: magnesio y capa de silicatos básicos (monoclínico, terciaria).
Indicaciones: (E) accesibilidad; **(S)** ayuda a superar la ansiedad y una postura en la que uno está a la defensiva de forma exagerada; **(R)** le hace a uno más sociable y dispuesto a conversar; **(C)** depura y hace desaparecer los tejidos grasos, ayuda en caso de sobrepeso, protege los vasos sanguíneos y el corazón.

Disp.: buena ○

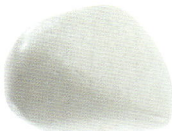

ESTILBITA
Mineralogía: capas de zeolita (estructura de silicato, monoclínico, primaria).
Indicaciones: (E) ternura; **(S)** fomenta una sensación de tranquilidad, relajación y de fortaleza interior; **(R)** estimula para seguir las propias ideas y las visiones; **(C)** favorece la función de los riñones, fortalece los sentidos, en particular, el sentido del gusto y ayuda con los dolores de garganta.

Disp.: escasa ○

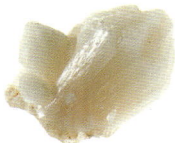

ESTROMATOLITA
Mineralogía: sedimentos formados mediante diatomeas (secundaria).
Indicaciones: (E) capacidad de adaptación; **(S)** favorece la condescendencia al mismo tiempo que uno se mantiene firme en su punto de vista; **(R)** ayuda a asimilar las experiencias acumuladas y a crecer gracias a ellas; **(C)** depura el intestino y los tejidos, mejora la flora intestinal, favorece el metabolismo y la evacuación.

Disp.: escasa ○

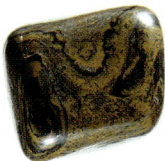

ESTRONCIANITA
Mineralogía: carbonato de estroncio (rómbico, primaria/generalmente secundaria).
Indicaciones: (E) estimación; **(S)** fortalece la autoestima, levanta los ánimos; **(R)** le aporta a uno capacidad para decidir y le hace ser emprendedor; **(C)** fomenta la capacidad de rendimiento y la resistencia, ayuda en caso de fatiga excesiva, mejora la evacuación del vientre.

Disp.: escasa ○

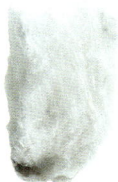

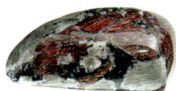

EUDIALITA

Mineralogía: anillo de silicato básico y rico en minerales (trigonal, primaria).
Indicaciones: (E) cambio, reorientación; **(S)** ayuda a superar la tristeza, los miedos y los dolores y a asumir las debilidades propias; **(R)** nuevo comienzo, aprendizaje a través de los errores, superación de obstáculos; **(C)** aporta nuevas defensas energéticas después de un periodo de desgaste extremo.

Disp.: muy escasa ○

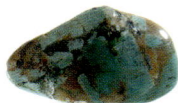

FELDESPATO (Feldespato colorido)

Mineralogía: mezcla de diferentes feldespatos (monoclínico/triclínico, primaria).
Indicaciones: (E) ansia de conocimiento, nueva manera de contemplar las cosas, flexibilidad; **(S)** sensación de bienestar, equilibrio, despierta y favorece el interés por la vida; **(R)** expande los límites de percepción, posibilita una nueva forma de contemplar; **(C)** ayuda con los dolores de bazo, páncreas, estómago, intestino y vesícula.

Disp.: escasa ○

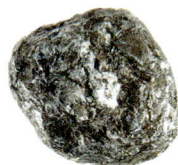

FLOGOPITA

Mineralogía: manganeso y mica (capa de silicato, monoclínico, terciaria).
Indicaciones: (E) dedicación, modestia, protección; **(S)** ayuda a conservar la inocencia y la confianza; **(R)** reduce aquello que se ha visto sublimado; **(C)** alivia el mareo durante los viajes y los dolores provocados por una fuerte presión interior, relaja la musculatura, hace más fácil el parto.

Disp.: muy escasa ○

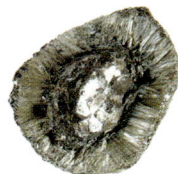

FLOGOPITA ANTOFILITA

Mineralogía: flogopita en antofilita (monoclínico/rómbico, terciaria).
Indicaciones: (E) confianza, inocencia, protección; **(S)** transmite una postura positiva ante la vida, ayuda a preservar bajo un caparazón rugoso un núcleo tierno; **(R)** pone fin a las dudas sobre uno mismo y las cavilaciones que atormentan; **(C)** quita la acidez y regula la función de los riñones y la gónada.

Disp.: rareza ○

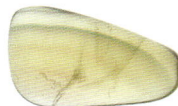

FLUORITA AMARILLA

Mineralogía: fluoruro de calcio (haluro, cúbico, generalmente primaria).
Indicaciones: (E) aprendizaje, entendimiento; **(S)** favorece una actitud positiva ante la vida; **(R)** ayuda a digerir información y experiencias de forma más rápida; **(C)** ayuda con los dolores estomacales y los trastornos alimenticios (a veces también con la anorexia); fortalece los huesos y las articulaciones.

Disp.: buena ○

FLUORITA AZUL

Mineralogía: fluorita de calcio (haluros, cúbico, principalmente primaria).

Indicaciones: (E) interés, equidad; (S) le hace a uno más calmado y sereno, ayuda con la frustración y la decepción; (R) ayuda a disolver las ideas fuertemente arraigadas y agudiza el sentido de la justicia; (C) alivia la tos, los dolores originados por una mala postura, las deformidades y la exostosis.

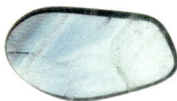

Disp.: buena ○

FLUORITA COLORIDA

Mineralogía: fluorita de varios colores (haluros, cúbico, primaria).

Indicaciones: (E) espíritu libre, agilidad; (S) aporta variedad y vitalidad emocional; (R) fomenta la capacidad de elegir con libertad y estimula la inventiva; (C) buena para la piel, la mucosa, los nervios, los huesos y los dientes, alivia la tos seca y agiliza las articulaciones.

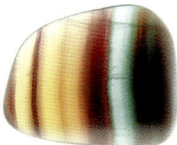

Disp.: buena ○

FLUORITA INCOLORA

Mineralogía: fluoruro de calcio (haluros, cúbico, generalmente primaria).

Indicaciones: (E) orden, depuración; (S) ayuda con los sentimientos de culpa e impureza, lo hace a uno más estable emocionalmente; (R) aclara la confusión y ayuda a mantener el orden; (C) es buena para la piel, la mucosa, las vías respiratorias, los nervios, el cerebro, alivia la tos y las alergias.

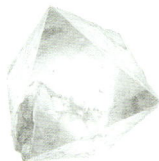

Disp.: buena ○

FLUORITA ROSA

Mineralogía: fluoruro de calcio (haluros, cúbico, primaria).

Indicaciones: (E) benevolencia, dinámica; (S) ayuda a tomar conciencia de los sentimientos reprimidos y a darles cabida; (R) le vuelve a uno más lúcido, abierto y lleno de buenas intenciones; (C) alivia los dolores cardiovasculares, favorece la regulación hormonal y ayuda con la osteoporosis.

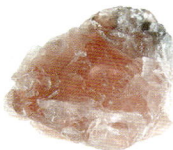

Disp.: rareza ○

FLUORITA VERDE

Mineralogía: fluoruro de calcio (haluro, cúbico, generalmente primaria).

Indicaciones: (E) plenitud de ideas, resolución; (S) intensifica los sentimientos y los estados de ánimo y lo hace a uno, por eso, más consciente de ellos; (R) elimina la estrechez de miras, aporta nuevas ideas y una rápida capacidad de comprensión; (C) favorece la desintoxicación, ayuda con la artritis, el reúma, la gota y las infecciones fúngicas.

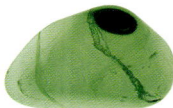

Disp.: buena ○

FLUORITA VIOLETA

Mineralogía: fluoruro de calcio (haluros, cúbico, generalmente primaria).
Indicaciones: (E) liberación, autodeterminación; **(S)** para la estabilidad emocional y la paz interior; **(R)** ayuda con los problemas a la hora de aprender y a la hora de concentrarse, mejora la memoria; **(C)** ayuda con el sobrepeso causado por malas costumbres alimenticias, con las hinchazones y las heridas que están supurando.

Disp.: buena ○

FLUORITA-ÓPALO

Mineralogía: mezcla de fluorita y ópalo (cúbico/amorfo, secundaria).
Indicaciones: (E) libertad; **(S)** intuición, ligereza, dulzura, alivia la tensión extrema; **(R)** presencia en el hoy y en el ahora, favorece la inventiva, elimina las valoraciones que uno ha hecho; **(C)** ayuda con las alergias, con los problemas linfáticos y las dificultades respiratorias, las infecciones y la tos.

Disp.: rareza ○

FOSIL DE FORAMINIFERO

Mineralogía: foraminíferos fosilizados en roca de arcilla (secundaria).
Indicaciones: (E) serenidad, asimilación; **(S)** ayuda a confiar en los demás con cuidado y a retraerse también de forma cuidadosa; **(R)** favorece la asimilación de las experiencias vitales; **(C)** estimula el estómago, el páncreas, el intestino, la digestión y la evacuación.

Disp.: escasa ○

FUCHSITA

Mineralogía: mica y cromo (capa de silicato, monoclínico, generalmente terciaria).
Indicaciones: (E) protección, autodeterminación; **(S)** ayuda a definirse a uno mismo y ayuda a tener una presencia segura; **(R)** ayuda a contemplar los problemas con distanciamiento y así poder encontrar soluciones; **(C)** ayuda con las alergias, el prurito, las inflamaciones y los daños causados por las radiaciones.

Disp.: muy escasa ○

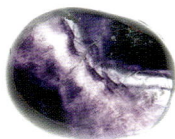

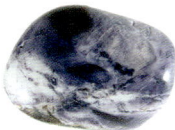

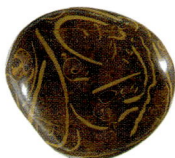

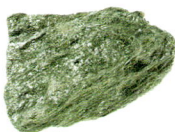

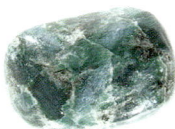

FUCHSITA DISTENA

Mineralogía: mezcla de fuchsita y distena (monoclínico/triclínico, terciaria).
Indicaciones: (E) integridad, individualidad; **(S)** ayuda a preservar la autonomía también bajo presión, le quita a uno el miedo a volverse loco; **(R)** ayuda a evitar daños; **(C)** ayuda con dolores que van cambiando de lugar, alivia las inflamaciones, es buena para los nervios y la piel.

Disp.: muy escasa ○

GABRO
Mineralogía: plutonita (diversas estructuras, primaria).
Indicaciones: (E) nuevo comienzo; **(S)** fortalece en tiempos de rutina tediosa, estimula a escuchar dentro de uno mismo y a ser consciente de las necesidades propias; **(R)** ayuda a planear y a preparar algo nuevo con esmero; **(C)** fortalece la capacidad regenerativa y la fuerza de autocuración.

Disp.: escasa ○

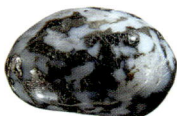

GALAXITA (Roca labradorita)
Mineralogía: mezcla de anfibolita y labradorita (triclínico/monoclínico, primaria).
Indicaciones: (E) profundidad en los sentimientos, esfuerzo por sentirse realizado; **(S)** favorece un buen sueño y la capacidad de recordar los sueños; **(R)** ayuda a unir la comprensión, la claridad y el realismo de forma constructiva; **(C)** calma el pulso y la circulación y favorece la función de los riñones.

Disp.: muy escasa ○

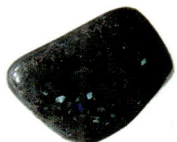

GALENA
Mineralogía: sulfuro de plomo gris (cúbico, todas las formaciones).
Indicaciones: (E) seriedad, tranquilidad, situación en la que se soporta el vacío; **(S)** ánimo tranquilo, superación de la melancolía; **(R)** se obvian los pensamientos del pasado, serenidad; **(C)** desintoxicación, disuelve las acumulaciones de líquido en las articulaciones, de gran ayuda para el entumecimiento y la rigidez.

Disp.: buena ○

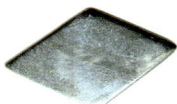

GASPEITA
Mineralogía: carbonato de níquel que contiene magnesio (trigonal, secundaria).
Indicaciones: (E) reafirmación vital; **(S)** estimula, le hace a uno divertido, fomenta la buena predisposición y la movilidad; **(R)** autocrítica, contemplación con humor de las gracias que uno hace y las de los demás; **(C)** sirve de ayuda para la desintoxicación y con la acidez extrema (para la evacuación combinar con calcedonia).

Disp.: muy escasa ○

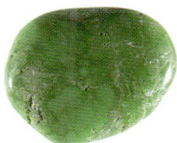

GLAUCOFANA CON GRANATE
Mineralogía: roca de anfíbol con granate (monoclínico/cúbico, terciaria).
Indicaciones: (E) transformación, libertad; **(S)** ayuda a afrontar asuntos desagradables, a vivir los sentimientos y a solucionar conflictos; **(R)** alienta para solucionar malentendidos, le da a uno la capacidad de criticarse a sí mismo; **(C)** favorece la capacidad de percepción del cuerpo, los sentidos y la circulación; ayuda a eliminar las tensiones.

Disp.: muy escasa ○

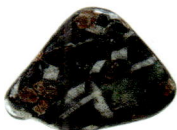

GLAUCOMITA EN GRES
Mineralogía: capa de silicato verde en gres (monoclínico, secundaria).
Indicaciones: (E) satisfacción, calma; **(S)** aporta tranquilidad y satisfacción; **(R)** favorece la contemplación con relajación sin una participación desmesurada; **(C)** hace posible la curación de los tejidos conjuntivos, fortalece el sistema inmunitario, alivia las reacciones alérgicas.
Disp.: escasa ○

GNEIS
Mineralogía: metamorfita con capas ricas en mica (terciaria).
Indicaciones: (E) revolución, transición; **(S)** ayuda a enfrentarse a circunstancias de infelicidad, a resistir y a tener aguante hasta que tenga lugar un cambio; **(R)** ayuda a reconocer las costumbres, a identificar aquello que le oprime a uno y a ser capaz de liberarse de todo ello; **(C)** favorece la digestión y la evacuación.
Disp.: buena

GOETITA DE CUARZO (Cacoxenita)
Mineralogía: cuarzo de cristal que contiene goetita (rómbico/trigonal, primaria).
Indicaciones: (E) despreocupación; **(S)** alivia los miedos, las angustias y la preocupación; **(R)** ayuda a poner freno a pensamientos sobre problemas que (por el momento) no tienen solución; **(C)** ayuda con la tos, los resfriados, la gripe, las infecciones de las vías respiratorias e incluso las inflamaciones de pulmón.
Disp.: muy escasa ○

GRANATE ALMANDINO
Mineralogía: grupo de silicatos, hierro y aluminio (cúbico, terciaria).
Indicaciones: (E) fuerza para resistir; **(S)** fortalece la voluntad y ayuda a vivir la propia sexualidad; **(R)** hace posible transformar los juicios propios y las concepciones que uno tiene para afrontar grandes obstáculos; **(C)** aporta actividad y estimula la circulación, la hematopoyesis y el metabolismo.
Disp.: buena ○

GRANATE ANDRADITA
Mineralogía: grupo de silicatos, calcio y hierro (cúbico, terciaria).
Indicaciones: (E) superación de uno mismo, orientación; **(S)** para la intuición, la seguridad y la confianza; **(R)** fomenta la creatividad, la perspicacia y la flexibilidad; **(C)** estimula, favorece la hematopoyesis, mejora la vitalidad, activa el afán de movimiento y mejora la forma física; ayuda con la amenorrea [4].
Disp.: muy escasa ○

---

[4] Ausencia de la menstruación. (*N. de la T.*)

GRANATE EN MATRIX (Almandina)

Mineralogía: almandina en esquito (diversas estructuras, terciaria).

Indicaciones: (E) superación, buena forma física, productividad; **(S)** aporta energía para resolver grandes dificultades; **(R)** para la realización enérgica de ideas y el cumplimiento de los deberes; **(C)** aumenta el rendimiento físico, estimula el metabolismo, favorece la desintoxicación y la evacuación.

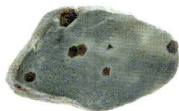

Disp.: buena ○

GRANATE ESPESARTINA

Mineralogía: grupo de silicatos, manganeso y aluminio (cúbico, terciaria/primaria).

Indicaciones: (E) valor, altruismo; **(S)** ayuda con las pesadillas, las depresiones y los problemas sexuales; **(R)** ayuda a abordar temas que abruman, que son un tabú o que le avergüenzan a uno y a aclararlos; **(C)** fortalece el corazón, el intestino delgado (asimilación de nutrientes) y el sistema inmunitario.

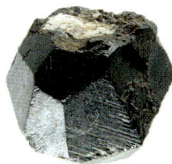

Disp.: muy escasa ○

GRANATE GROSULARIA

Mineralogía: grupo de silicatos, calcio y aluminio (cúbico, terciaria).

Indicaciones: (E) levantamiento, regeneración; **(S)** aporta esperanza y predisposición a la ayuda recíproca; **(R)** ayuda a desarrollar nuevas perspectivas; **(C)** fortalece el hígado, los riñones, ayuda con el reúma y la artritis, desintoxica y regenera la piel y la mucosa.

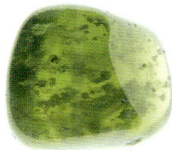

Disp.: escasa ○

GRANATE GROSULARIA DE CROMO

Mineralogía: grosularia que contiene cromo (grupo de silicatos, cúbico, terciaria).

Indicaciones: (E) levantamiento, autodeterminación; **(S)** da un nuevo impulso en situaciones de estancamiento; **(R)** reaviva la multiplicidad de ideas y la creatividad; **(C)** fortalece el hígado y los riñones, desintoxica y alivia las inflamaciones, regula el metabolismo de la grasa, previene la arteriosclerosis.

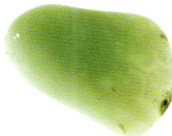

Disp.: muy escasa ○

GRANATE GROSULARITA

Mineralogía: roca que contiene grosularia (principalmente cúbico, terciaria).

Indicaciones: (E) levantamiento, comunidad; **(S)** fomenta la cohesión social frente a las dificultades; **(R)** ayuda a expresar nuevas ideas y a compartirlas; **(C)** fortalece el hígado, los riñones, ayuda con el reúma y la artritis, desintoxica y regenera la piel y la mucosa.

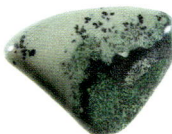

Disp.: buena ○

GRANATE HESSONITA

Mineralogía: grosularia que contiene hierro (grupo de silicatos, cúbico, terciaria).

Indicaciones: (E) autoestima, reconstrucción, crecimiento; **(S)** calma el alboroto emocional, aclara los sentimientos; **(R)** ayuda a saber valorar las cualidades propias; **(C)** fortalece el hígado y los riñones, regula el funcionamiento hormonal en caso de híper o hipofunción de las glándulas.

Disp.: muy escasa ○

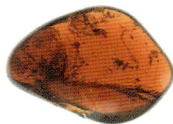

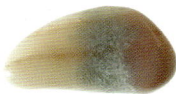

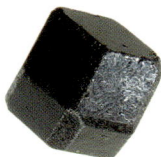

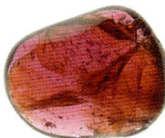

GRANATE HIDROGROSULARIA

Mineralogía: glosularita que contiene agua (grupo de silicatos, cúbico, terciaria).

Indicaciones: (E) reconstrucción, reparación, orden; **(S)** aporta compromiso emocional, elimina la autocompasión; **(R)** sustituye los conceptos falsos por una visión realista de las cosas; **(C)** fortalece los riñones, el hígado y la vesícula; fomenta la desintoxicación y la evacuación.

Disp.: muy escasa ○

GRANATE MELANITA

Mineralogía: andradita que contiene titanio (grupo de silicatos, cúbico, terciaria).

Indicaciones: (E) encuentro con uno mismo, sinceridad; **(S)** para la constancia, la estabilidad y la confianza; **(R)** abre la puerta a la voz del corazón y en contraposición fortalece la parte racional; **(C)** fomenta el crecimiento y da fuerza a los huesos y a la columna vertebral.

Disp.: muy escasa ○

GRANATE PIROPO

Mineralogía: grupo de silicatos, magnesio y aluminio (cúbico, terciaria).

Indicaciones: (E) superación de las crisis, calidad de vida; **(S)** favorece la serenidad, el ánimo y la perseverancia, disminuye aquello que le inhibe a uno, estimula la sexualidad; **(R)** alimenta el instinto de superación; **(C)** mejora la calidad de la sangre y el riego sanguíneo, ayuda con los dolores de vejiga.

Disp.: escasa ○

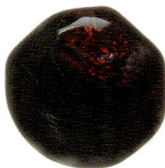

GRANATE RODOLITA

Mineralogía: aleación de cristales, piropo y almandina (grupo de silicatos, cúbico, terciaria).

Indicaciones: (E) confianza, alegría de vivir, carisma; **(S)** favorece la confianza, la afectuosidad, la sexualidad, los placeres sensoriales y mejora la virilidad; **(R)** ayuda a afrontar los retos con optimismo; **(C)** estimula la circulación y el metabolismo, mejora el riego sanguíneo.

Disp.: muy escasa ○

GRANATE TSAVORITA
Mineralogía: grosularia que contiene cromo o vanadio (cúbico, terciaria).
Indicaciones: (E) reconstrucción, independencia; **(S)** aporta nuevas energías en momentos de la vida que exigen mucho trabajo; **(R)** ayuda a abrirse paso entre problemas paralizantes; **(C)** desintoxica, ayuda con las inflamaciones, así como con las enfermedades persistentes, crónicas y degenerativas.

Disp.: rareza ○

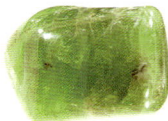

GRANATE UWAROWITA
Mineralogía: grupo de silicatos, calcio y cromo (cúbico, terciaria).
Indicaciones: (E) individualidad, autonomía; **(S)** hace de uno alguien curioso y optimista; **(R)** aporta emoción y energía con respecto para las ideas propias; **(C)** fortalece la glándula pancreática, favorece la desintoxicación, inhibe las inflamaciones y alivia la fiebre.

Disp.: rareza ○

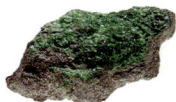

GRANITO
Mineralogía: magmatita con feldespato, cuarzo y mica (primaria).
Indicaciones: (E) tradición, consolidación; **(S)** ayuda a sacar fuerza y energía de las experiencias, la procedencia y las raíces de la tradición; **(R)** afianza nuevas ideas, les da forma y fuerza para que se hagan realidad; **(C)** estimula el corazón y el riego sanguíneo, reaviva y da vitalidad.

Disp.: buena ○

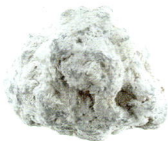

HALITA (Sal de gema, sal de roca)
Mineralogía: cloruro de sodio (haluros, cúbico, secundaria).
Indicaciones: (E) protección, depuración; **(S)** aporta vitalidad y equilibrio interior; **(R)** elimina modelos de pensamiento y de comportamiento inconscientes; **(C)** regula el metabolismo y la hidratación, desintoxica, depura, limpia y protege las vías respiratorias, el intestino y la piel.

Disp.: muy buena ○

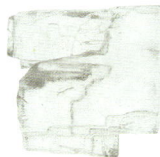

HELIODORO
Mineralogía: berilo verde amarillento (anillo de silicato, hexagonal, primaria).
Indicaciones: (E) resistencia, estabilidad; **(S)** ayuda a aguantar una gran presión (tanto interna como externa), disminuye la agresividad; **(R)** favorece la amplitud de miras para hacer planes y, al mismo tiempo, a ser flexible; **(C)** fortalece el sistema inmunitario y ayuda con la miopía y la hipermetropía.

Disp.: muy escasa ○

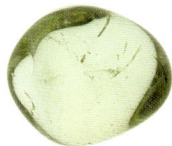

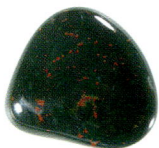

HELIOTROPO

Mineralogía: jaspe verde con puntos rojos (trigonal, secundaria).
Indicaciones: (E) protección inmunitaria; **(S)** hace posible poner límites; **(R)** ayuda a mantener el control; **(C)** fortalece la linfa, los vasos sanguíneos y la vejiga al mismo tiempo que da fuerzas en caso de gripe, resfriados, infecciones, inflamaciones y supuraciones.

Disp.: muy buena ○

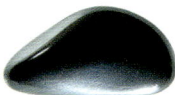

HEMATITA FELDESPATO

Mineralogía: feldespato con destellos marrones (estructura de silicato, triclínico, primaria).
Indicaciones: (E) optimismo; **(S)** ayuda a ver la vida con optimismo, alivia miedos, preocupaciones y la depresión; **(R)** concentra la atención en las fuerzas de uno y a ver la parte positiva de la vida; **(C)** armoniza el sistema vegetativo y la interconexión entre los órganos.

Disp.: buena ○

HEMATITA O HEMATITES

Mineralogía: óxido de hierro (trigonal, primaria).
Indicaciones: (E) supervivencia; **(S)** fortalece la voluntad y destapa los deseos que no se han cumplido; **(R)** concentra la atención en las necesidades elementales y el bienestar físico; **(C)** favorece la asimilación de hierro y la hematopoyesis, fortalece los intestinos grueso y delgado y los riñones.

Disp.: escasa ○

HEMATITA O HEMATITES BANDEADA (Mineral de hierro a bandas)

Mineralogía: óxido de hierro (trigonal, como mineral de hierro que es su formación es secundaria).
Indicaciones: (E) fuerza, resistencia; **(S)** aumenta la resistencia para el trabajo intensivo o cuando se requiere una gran fuerza física; **(R)** ayuda a llevar a cabo lo planeado a pesar de los obstáculos; **(C)** favorece la absorción de hierro, el transporte de oxígeno, fortalece el hígado, el bazo y el intestino.

Disp.: escasa ○

HEMATITA O HEMATITES CON MAGNETITA

Mineralogía: óxido de hierro (trigonal/cúbico, roca maciza terciaria).
Indicaciones: (E) avance, compromiso; **(S)** favorece los esfuerzos para mejorar las condiciones de vida; **(R)** ayuda a perseguir las metas con aplomo y a luchar por ellas si es necesario; **(C)** potencia la asimilación de hierro y la hematopoyesis, estimula las glándulas, el hígado y la vesícula.

Disp.: muy buena ○

HEMIMORFITA
Mineralogía: grupo de silicatos y cinc básicos (rómbico, secundaria).
Indicaciones: (E) orientación hacia la meta propia; **(S)** bienestar tranquilo y alegre; **(R)** ayuda a reconocer las influencias desconocidas; **(C)** actúa revitalizando de forma genérica, ayuda con los problemas de la piel, las verrugas, las quemaduras solares y es buena para la curación de heridas y para las piernas inquietas.

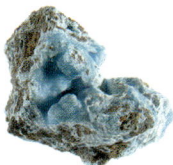

Disp.: muy escasa ○

HEULANDITA
Mineralogía: láminas de zeolita (mezcla de silicatos, monoclínico, primaria).
Indicaciones: (E) movilidad; **(S)** ayuda a desprenderse de sentimientos negativos; **(R)** hace más fácil el cambio de costumbres; **(C)** fortalece los riñones y el hígado, favorece la irrigación sanguínea y la agilidad, es buena para las articulaciones, los discos vertebrales, la rodilla y los pies.

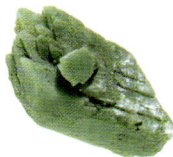

Disp.: escasa ○

HIDENITA (Espodumeno)
Mineralogía: cadena de silicatos de color verde amarillento (piroxeno, monoclínico, primaria).
Indicaciones: (E) dedicación; **(S)** ayuda a potenciar la dedicación sin la abnegación; **(R)** mejora la capacidad de recordar, ayuda en momentos en los que hay que tomar decisiones difíciles; **(C)** alivia los dolores de articulaciones; ayuda con los dolores nerviosos, las neuralgias, la ciática y los dolores de muelas.

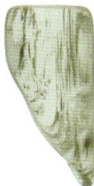

Disp.: muy escasa ○

HIPERSTENA
Mineralogía: cadena de silicatos opaca (piroxeno, rómbico, primaria).
Indicaciones: (E) arraigo; **(S)** aporta la media justa entre la actividad y la calma; le hace a uno dinámico y equilibrado; **(R)** ayuda a asumir las críticas y a justificar las creencias que uno tiene; **(C)** elimina las tensiones, alivia los dolores, ayuda en caso de tener acidez extrema en el estómago.

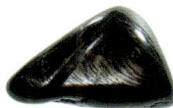

Disp.: muy escasa ○

HORNBLENDA
Mineralogía cadena de silicatos (grupo de los anfíboles, monoclínico, primaria/terciaria).
Indicaciones: (E) unidad, integración; **(S)** ayuda a eliminar los sentimientos de discordia y de tensión impuesta sobre uno; **(R)** ayuda a esquivar las contradicciones, de forma que se preserve cada aspecto del espacio que uno necesita; **(C)** buena para el intestino delgado, los riñones, así como para el oído medio y el interno.

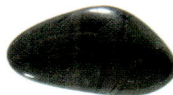

Disp.: buena ○

HORNSTEIN COLORIDO (Colorido de sílex)
Mineralogía: mezcla de jaspe y ópalo (trigonal/amorfo, secundaria).
Indicaciones: (E) intercambio, apertura; **(S)** flexibilidad y sosiego; **(R)** fomenta la capacidad de trabajar en equipo; **(C)** limpia los tejidos conjuntivos y la piel, contra los callos y la exostosis, favorece la estabilidad de los vasos sanguíneos, así como, la digestión y la evacuación.
Disp.: escasa ○

HORNSTEIN MARRON
Mineralogía: mezcla de jaspe y ópalo (trigonal/amorfo, secundaria).
Indicaciones: (E) productividad; **(S)** reduce el estrés, alegra, aporta un espíritu emprendedor y pacífico; **(R)** ayuda a llevar a cabo lo planeado de forma sencilla; **(C)** limpia los tejidos conjuntivos y la piel, alivia las alergias, mejora la flora intestinal y ayuda con el estreñimiento y la diarrea.
Disp.: buena ○

HOWLITA
Mineralogía: silicato de boro y calcio (grupo de silicatos, monoclínico, secundaria).
Indicaciones: (E) independencia, atención; **(S)** estimula para que uno mismo dé forma a su propia vida; **(R)** favorece el control consciente de los actos propios; **(C)** fortalece el sentido del equilibrio, ayuda con los mareos, alivia los vómitos y la irritación de la piel debido al contacto con venenos.
Disp.: muy escasa ○

JADE DE MAGNETITA (Nefrita con magnetita)
Mineralogía: mezcla de magnetita y nefrita (cúbico/monoclínico, terciaria).
Indicaciones: (E) regulación interior; **(S)** ayuda a modificar patrones de comportamiento negativos, favorece una postura constructiva ante la vida; **(R)** ayuda a reflexionar sobre los pensamientos, las acciones y sus consecuencias; **(C)** estimula el cerebro, los nervios, las glándulas hormonales, el hígado y los riñones.
Disp.: escasa ○

JADE LAVANDA (Jadeíta lila)
Mineralogía: jadeíta que contiene manganeso (cadena de silicatos, monoclínico, terciaria).
Indicaciones: (E) paz interior; **(S)** aporta armonía interior, alivia el nerviosismo y la susceptibilidad; **(R)** ayuda a superar las decepciones y a solucionar conflictos de pareja; **(C)** ayuda en caso de afecciones nerviosas, alivia las inflamaciones, así como las cardiopatías, dolores de muelas y neuralgias.
Disp.: muy escasa ○

JADEITA (Jade)
Mineralogía: cadena de silicatos del grupo piroxeno (monoclínico, terciaria).
Indicaciones: (E) equilibrio; **(S)** consigue un equilibrio entre la calma y la actividad; **(R)** favorece la realización de uno mismo; **(C)** regula los nervios, los riñones y las glándulas suprarrenales (producción de adrenalina), equilibra el balance hídrico, el metabolismo mineral y la acidez.
Disp.: escasa ○

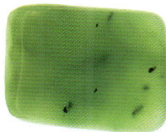

JADEITA NEGRA (Jade negro)
Mineralogía: jadeíta negra (cadena de silicatos, monoclínico, terciaria).
Indicaciones: (E) la medida apropiada; **(S)** libera de sentimientos negativos, calma y asienta; **(R)** ayuda a adoptar una postura neutra y a encontrar la justa medida en los actos propios; **(C)** regula la depuración y evacuación a través de los riñones y la vejiga.
Disp.: muy escasa ○

JASPE (Jaspe con detritos)
Mineralogía: brecha de jaspe con masilla de calcedonia (trigonal, secundaria).
Indicaciones: (E) tendencia al conflicto; **(S)** ayuda a recuperarse después de un gran bache; **(R)** ayuda a sobrellevar los conflictos y a reparar los daños; **(C)** anima, da vitalidad, estimula la circulación, la irrigación sanguínea y la fuerza de autocuración.
Disp.: muy buena ○

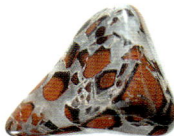

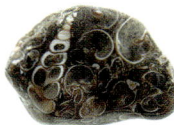

JASPE (Jaspe Poppy)
Mineralogía: jaspe con motivos coloridos (cuarzo, trigonal, secundaria).
Indicaciones: (E) buen humor; **(S)** aporta alegría, ganas de cambio y de nuevas experiencias; **(R)** estimula la fantasía y la creatividad en múltiples ámbitos, ayuda a poner en práctica esta plenitud de ideas; **(C)** favorece el sistema inmunitario, el hígado, la circulación y la capacidad de regeneración.
Disp.: buena ○

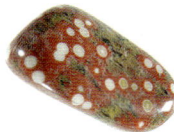

JASPE (Jaspe Turitella)
Mineralogía: caparazones de caracol fosilizados (jaspe, trigonal, secundaria).
Indicaciones: (E) retiro; **(S)** ayuda a superar sentimientos de culpabilidad; **(R)** ayuda a tomar conccciencia de los deseos, metas y planes propios; **(C)** favorece la desintoxicación y la evacuación, aumenta la resistencia contra los agentes ambientales (contaminación, venenos, radiaciones).
Disp.: muy buena ○

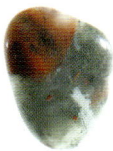

JASPE (Jaspe volcánico, Orellanita)
Mineralogía: jaspe de calcedonia y hematita (trigonal, secundaria).
Indicaciones: (E) precaución, delicadeza; **(S)** despierta el sexto sentido ante el peligro; **(R)** ayuda a actuar con tranquilidad, precisión y decisión en situaciones críticas; **(C)** favorece la depuración de los tejidos conjuntivos, la linfa y la sangre, activa el bazo, los riñones y el intestino.
Disp.: buena ○

JASPE (Piedra pintoresca del Kalahari)
Mineralogía: cuarzo y gres (jaspe, trigonal, secundaria).
Indicaciones: (E) resistencia; **(S)** fortalece en casos de presión continuada; **(R)** ayuda a volver a intentar con perseverancia aquello en lo que uno ha fracasado; **(C)** favorece la digestión, la función del sistema inmunitario y la depuración de los tejidos conjuntivos, por ello alivia las alergias y la fiebre del heno.
Disp.: muy buena ○

JASPE AMARILLO
Mineralogía: jaspe que contiene limonita (cuarzo, trigonal, secundaria).
Indicaciones: (E) resistencia; **(S)** favorece el aguante y la perseverancia; **(R)** ayuda a asimilar las experiencias y a superar acontecimientos frustrantes; **(C)** a largo plazo aumenta la protección inmunitaria, favorece la digestión, depura y tonifica los tejidos conjuntivos.
Disp.: buena ○

JASPE BEIS (Jaspe de marfil)
Mineralogía: cuarzo microcristalino granulado (trigonal, secundaria).
Indicaciones: (E) depuración; **(S)** da fuerza constante y proporcionada, ayuda a superar lo extremo; **(R)** ayuda a desprenderse de ideales ajenos; **(C)** actúa depurando en profundidad y limpia los tejidos conjuntivos; alivia las alergias y las molestias en la piel.
Disp.: buena ○

JASPE BEIS Y MARRON
Mineralogía: cuarzo microcristalino granulado (trigonal, secundaria).
Indicaciones: (E) capacidad de trabajo; **(S)** aporta estabilidad, favorece la calma interior; **(R)** ayuda a hacer un trabajo que le han asignado a uno y que requiere de gran esfuerzo administrando las energías de forma razonable; **(C)** fortalece el estómago, el intestino, el sistema inmunitario; potencia la depuración y la evacuación.
Disp.: buena ○

JASPE COLORIDO

Mineralogía: jaspe de múltiples colores (cuarzo, trigonal, secundaria).
Indicaciones: (E) capacidad de recuperación; **(S)** da vitalidad y aporta una vida espiritual emocionante; **(R)** ayuda a poner en práctica de forma creativa las ideas propias; **(C)** favorece la desintoxicación y al sistema inmunitario, regenera la función de los tejidos de los órganos (parénquimas).

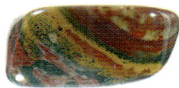

Disp.: buena ○

JASPE CON HEMATITA (Jaspe de hierro)

Mineralogía: mezcla de jaspe y hematita (óxido, trigonal, secundaria).
Indicaciones: (E) buen estado físico; **(S)** mejora la forma tras sufrir un deterioro pronunciado; **(R)** ayuda a formular y poner en práctica las ideas propias con acierto y aplomo; **(C)** mejora la asimilación de hierro y la formación de glóbulos rojos, estimula la irrigación y el riego sanguíneos.

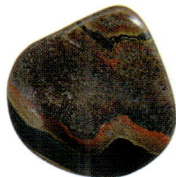

Disp.: escasa ○

JASPE MARRON

Mineralogía: cuarzo microcristalino granulado (trigonal, secundaria).
Indicaciones: (E) esfuerzo infatigable; **(S)** ayuda a reponerse después de las derrotas; **(R)** ayuda a soportar los conflictos y a reparar los daños; **(C)** aviva, da vitalidad y estimula la circulación, la irrigación sanguínea y la capacidad de autocuración.

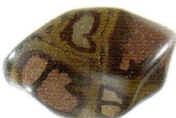

Disp.: buena ○

JASPE MARRON Y GRIS

Mineralogía: cuarzo microcristalino granulado (trigonal, secundaria).
Indicaciones: (E) dominio; **(S)** ayuda a soportar condiciones de vida que consumen y obligan a consumir mucha energía; **(R)** da felicidad por las cosas pequeñas; **(C)** favorece la depuración y la limpieza de los tejidos conjuntivos, estimula la evacuación y alivia las reacciones alérgicas.

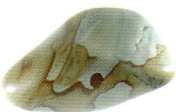

Disp.: buena ○

JASPE OCEANICO (Ágata oceánica)

Mineralogía: calcedonia esferolita (cuarzo, trigonal, primaria).
Indicaciones: (E) renovación; **(S)** le vuelve a uno positivo, fuerte, sereno, es buena para tener un sueño reparador; **(R)** ayuda a solucionar conflictos; **(C)** favorece la digestión, la calidez, la desintoxicación, la regeneración, la renovación de las células, el sistema inmunitario y la piel, ayuda en caso de resfriados, quistes y tumores.

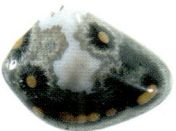

Disp.: escasa ○

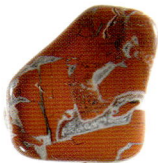

JASPE ROJO
Mineralogía: jaspe que contiene hematita (cuarzo, trigonal, secundaria).
Indicaciones: (E) fuerza de voluntad; **(S)** aporta valentía, dinamismo, energía y favorece una actitud luchadora; **(R)** aporta valor para realizar tareas desagradables y estimula emocionalmente; **(C)** calienta, estimula, favorece la irrigación sanguínea, la circulación y actúa bajando la fiebre.

Disp.: muy buena ○

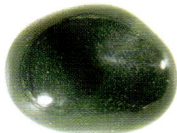

JASPE VERDE
Mineralogía: jaspe que contiene hierro (cuarzo, trigonal, secundaria).
Indicaciones: (E) defensa, equilibrio; **(S)** calma los sentimientos, ayuda a vivirse a sí mismo y a ser fiel a uno mismo; **(R)** mejora el control sobre los pensamientos y los actos; **(C)** fortalece las defensas inmunitarias, ayuda con la gripe, los resfriados, las infecciones y las inflamaciones.

Disp.: buena ○

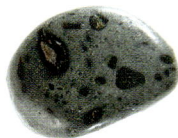

KIMBERLITA
Mineralogía: breccia volcánica (diversas estructuras, primaria).
Indicaciones: (E) transformación; **(S)** aligera procesos dolorosos en la vida y da un nuevo impulso; **(R)** ayuda a derribar obstáculos que surgen con el cambio y a unir lo inconciliable; **(C)** elimina la acidez y regula la función de los minerales.

Disp.: escasa ○

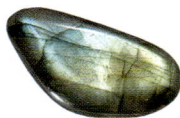

LABRADORITA (Feldespato)
Mineralogía: feldespato colorido y tornasolado (estructura de silicato, triclínico, primaria).
Indicaciones: (E) reflexión, verdad; **(S)** agudiza la intuición, la profundidad de sentimientos y las capacidades mediales; **(R)** ayuda a sacar a la luz los recuerdos olvidados y a reconocer las ilusiones; **(C)** disminuye la sensibilidad al frío, baja la presión sanguínea y alivia el reúma y la gota.

Disp.: buena ○

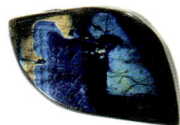

LABRADORITA (Feldespato, Espectrolita)
Mineralogía: labradorita muy colorida (capas de silicato, triclínico, primaria).
Indicaciones: (E) fantasía, creatividad; **(S)** acentúa la dotación artística y agudiza la intuición por lo apropiado; **(R)** despierta la curiosidad, favorece la plenitud de ideas y la creatividad; **(C)** disminuye la sensibilidad al frío y alivia el reúma y la gota.

Disp.: escasa ○

LABRADORITA BLANCA (Feldespato, tipo de Piedra lunar, Adularia)
Mineralogía: labradorita blanca con destellos azules (triclínico, primaria).
Indicaciones: (E) sensibilidad; **(S)** mejora la sensibilidad, el sueño y la capacidad de recordar los sueños; **(R)** mejora la atención y la capacidad de observación; **(C)** mejora la forma física, regula el ciclo hormonal femenino y ayuda con los dolores menstruales.

Disp.: buena ○

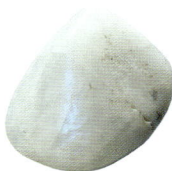

LAPISLAZULI
Mineralogía: roca de lazurita (lazurita: capas de silicato, cúbico, terciaria).
Indicaciones: (E) verdad; **(S)** favorece la integridad, la dignidad, la sociabilidad y la amistad; **(R)** ayuda a decir la verdad y a aceptarla; **(C)** ayuda con los dolores de garganta, de laringe, de cuerdas vocales, de los nervios y del cerebro, regula la glándula tiroides.

Disp.: buena ○

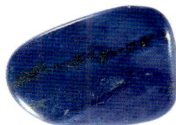

LAPISLAZULI CON CALCITA
Mineralogía: mezcla de lapislázuli y calcita (cúbico/trigonal, terciaria).
Indicaciones: (E) responsabilidad de uno mismo; **(S)** favorece la autenticidad y ayuda a alcanzar el control sobre la propia vida; **(R)** fomenta la capacidad para distinguir y la inteligencia, ayuda a confiarse a los demás; **(C)** baja la fiebre y la presión sanguínea, ralentiza el ciclo menstrual.

Disp.: buena ○

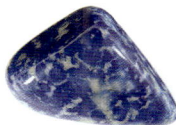

LARIMAR (Pectolita azul)
Mineralogía: pectolita que contiene cobre (cadena de silicatos, triclínico, terciaria).
Indicaciones: (E) apertura; **(S)** ayuda a ampliar la espiritualidad o delimitarla, así como, a asimilar las impresiones que uno tiene; **(R)** amplía la percepción; **(C)** estimula la actividad cerebral y la sensibilidad, ayuda con los dolores de pecho, de garganta y de cabeza.

Disp.: buena ○

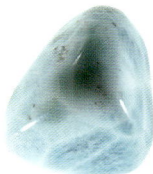

LARVIKITA (Sienita)
Mineralogía: magmatita rica en feldespato (diversas estructuras, primaria).
Indicaciones: (E) valoración, capacidad de ser explícito; **(S)** disminuye la agitación sentimental, aporta serenidad y neutralidad; **(R)** ayuda a analizar contenidos complicados y a aclararlos; **(C)** depura los tejidos, calma los nervios, refresca y baja la presión sanguínea.

Disp.: buena ○

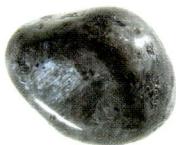

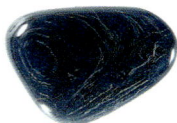

LAZULITA
Mineralogía: fosfato de aluminio básico (monoclínico, primaria/terciaria).
Indicaciones: (E) orientación espiritual; **(S)** hace de los sentimientos y las sensaciones algo consciente, aporta felicidad; **(R)** favorece el reflexionar sobre el sentido, los valores y la importancia; **(C)** le hace a uno más fuerte y quita tensiones, regula los nervios, el metabolismo y el sistema hormonal de forma leve.

Disp.: rareza ○

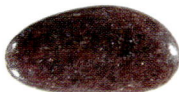

LEPIDOLITA
Mineralogía: mica de litio (capa de silicato, monoclínico, primaria).
Indicaciones: (E) delimitación; **(S)** protege de la influencia exterior, otorga paz interior, ayuda con los trastornos del sueño; **(R)** libera de distracciones, ayuda a concentrarse en lo esencial; **(C)** alivia dolores en las articulaciones y en lo nervios, la ciática y las neuralgias.

Disp.: buena ○

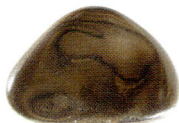

LIMONITA
Mineralogía: roca de limonita (óxido de hierro, rómbico, secundaria).
Indicaciones: (E) fuerza interior; **(S)** aporta energía para casos en que uno sufre una carga muy pronunciada, ayuda a convertir el egoismo en un sentimiento de comunidad; **(R)** ayuda a mantenerse firme frente los ataques sin devolver los ataques; **(C)** favorece la desintoxicación, fortalece la digestión y la evacuación.

Disp.: buena ○

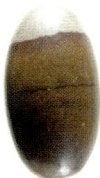

LINGAM DE SHIVA
Mineralogía: sedimento fluvial (diversas estructuras, secundaria).
Indicaciones: (E) desarrollo espiritual; **(S)** para la asimilación de experiencias de la infancia y otros aspectos de la espiritualidad; **(R)** ayuda a ponerse a prueba a uno mismo y a desechar aquello que es prescindible; **(C)** aporta equilibrio y tiene un efecto relajante en caso de dolores abdominales.

Disp.: escasa ○

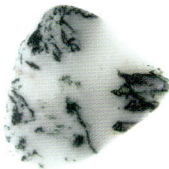

MADERA AGATIZADA (Cuarzo)
Mineralogía: cuarzo blanco con incrustaciones verdes (trigonal, primaria).
Indicaciones: (E) perseverancia, momento incuestionable; **(S)** seguridad, estabilidad y resistencia también en situaciones desagradables; **(R)** ayuda a asumir retos y a querer superarlos; **(C)** fomenta la fuerza de resistencia y beneficia al sistema inmunitario, ayuda en estados en los que se tiene mayor tendencia a contraer enfermedades infecciosas.

Disp.: buena ○

MADERA DE PALMERA FOSILIZADA

Mineralogía: madera de palmera convertida en cuarzo (trigonal, secundaria).

Indicaciones: (E) recogimiento; **(S)** hace que los sentimientos fluyan y los conduce siempre a un punto de calma; **(R)** ayuda a concentrarse en los pensamientos y a reaccionar con agilidad; **(C)** regula los fluidos corporales y el metabolismo de todo el cuerpo.

Disp.: escasa ○

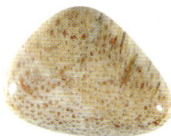

MADERA FOSILIZADA

Mineralogía: madera fosilizada con agujeros de gusanos (trigonal, secundaria).

Indicaciones: (E) satisfacción; **(S)** hace posible alcanzar el bienestar y hace más fácil aceptar la vida tal y como es; **(R)** ayuda a utilizar los cambios externos para las metas personales; **(C)** calma los nervios, ayuda con el sobrepeso fruto de malas digestiones.

Disp.: escasa ○

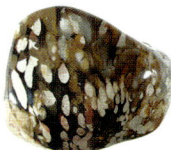

MADERA FOSILIZADA (convertida en cuarzo)

Mineralogía: madera transformada en cuarzo y fosilizada (trigonal, secundaria).

Indicaciones: (E) estabilidad; **(S)** le hace a uno estable y bien «arraigado» en uno mismo; **(R)** ayuda a mantener los pies sobre la tierra (la realidad) de forma estable; **(C)** estimula la digestión y el metabolismo, fortalece los nervios, ayuda con el sobrepeso fruto de malas digestiones.

Disp.: buena ○

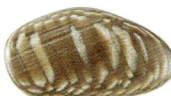

MADERA FOSILIZADA (convertida en ópalo) (Xilópalo)

Mineralogía: madera fosilizada convertida en ópalo (amorfo, secundaria).

Indicaciones: (E) afirmación vital; **(S)** le hace a uno abierto y le da ánimos aportando un equilibrio interior inquebrantable; **(R)** ayuda a ver el lado agradable y positivo de la vida; **(C)** despierta un apetito sano, fortalece la digestión, la desintoxicación y la evacuación.

Disp.: escasa ○

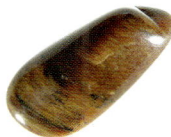

MAGNESITA

Mineralogía: carbonato de magnesio (trigonal, secundaria).

Indicaciones: (E) disfrute; **(S)** le aporta a uno paciencia, ayuda con el nerviosismo, la tendencia a tener miedos y la irritabilidad; **(R)** fomenta el arte de la escucha; **(C)** ayuda con las migrañas, los dolores de cabeza, los calambres, los cólicos, las tensiones, previenen los trombos y el infarto cardiaco.

Disp.: muy buena ○

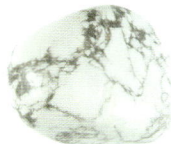

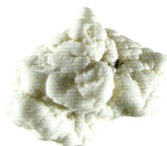

MAGNESITA
Mineralogía: carbonato de magnesio (trigonal, secundaria).
Indicaciones: (E) generosidad, condescendencia; **(S)** ayuda a ser generoso, sin olvidar los propósitos propios, alivia el estrés; **(R)** estimula a dejar que las cosas se sucedan de forma simple sin que uno haga esfuerzos; **(C)** desintoxica, quita la acidez, alivia las tensiones y los calambres.

Disp.: buena ○

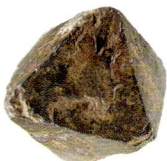

MAGNETITA
Mineralogía: óxido de hierro magnético (cúbico, primaria/terciaria).
Indicaciones: (E) activación, orientación; **(S)** aumenta la capacidad de reacción; **(R)** estimula a fijarse en ideales más elevados, ayuda a distinguir entre lo útil y lo inútil; **(C)** estimula los flujos de energía y el funcionamiento de las glándulas, estimula el hígado y el funcionamiento de la vesícula.

Disp.: buena ○

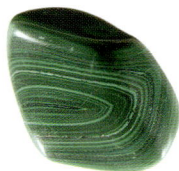

MALAQUITA
Mineralogía: carbonato de cobre básico (monoclínico, secundaria).
Indicaciones: (E) aventura, vida intensa; **(S)** hace más profundo el disfrute de la vida, ayuda cuando uno tiene problemas sexuales; **(R)** favorece la imaginación y la determinación; **(C)** estimula el cerebro, los riñones y el hígado, desintoxica, ayuda con el reúma, los calambres y los dolores menstruales.

Disp.: buena ○

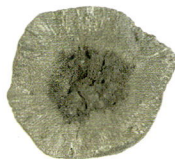

MARCASITA
Mineralogía: sulfuro de hierro (rómbico, primaria/terciaria).
Indicaciones: (E) autoestima; **(S)** ayuda a valorarse a uno mismo y destapa deseos que no se han hecho realidad; **(R)** ayuda a reconocer los motivos del descontento que uno sufre, así como, a renunciar a adaptarse y a subordinarse a alguien; **(C)** estimula la desintoxicación.

Disp.: escasa ○

MARMOL
Mineralogía: cal metamórfica (carbonato de calcio, trigonal, terciaria).
Indicaciones: (E) transformación; **(S)** ayuda a liberarse de la infelicidad interior y a cambiar condiciones vitales desafortunadas; **(R)** da pie a nuevas perspectivas, aporta soluciones creativas a los problemas; **(C)** fomenta el desarrollo en niños, fortalece los riñones y el bazo, alivia las alergias.

Disp.: buena ○

MARMOL BLANCO Y NEGRO

Mineralogía: mármol con manganeso (carbonato de calcio, trigonal, terciaria).

Indicaciones: (E) liberación de uno mismo; **(S)** ayuda a defenderse contra la opresión, mejora la infelicidad constante; **(R)** ayuda a superar la resignación; **(C)** favorece la evacuación y la desintoxicación, alivia las alergias, fortalece el bazo, los riñones, el intestino, los tejidos y la piel.

Disp.: buena ○

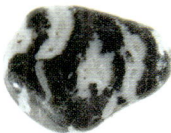

METEORITO DE HIERRO Y NIQUEL

Mineralogía: sedimentaciones de hierro y de níquel (cúbico, dibujo interplanetario).

Indicaciones: (E) revisión de los propósitos y metas propios; **(S)** libera imágenes interiores y renueva las estructuras obsoletas; **(R)** ayuda a adoptar un punto de vista nuevo, a cuestionar determinados valores importantes, a dejarse llevar por impulsos espontáneos con energía; **(C)** regula la tensión muscular.

Disp.: buena ○

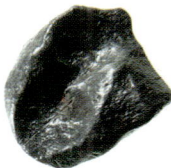

MOLDAVITA

Mineralogía: cristal formado mediante el impacto de un meteorito (amorfo).

Indicaciones: (E) libertad; **(S)** aporta una amplitud sin límites, favorece el soñar y la memoria; **(R)** elimina la sensación de encarcelamiento y hace posible aprender a ser un ser espiritual; **(C)** ayuda con enfermedades de las vías respiratorias, la gripe y la anemia.

Disp.: escasa ○

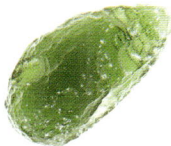

MONDOLITA (Cuarzo Eisenkiesel y Calcedonia)

Mineralogía: cuarzo Eisenkiesel sobre Calcedonia (cuarzo, trigonal, secundaria).

Indicaciones: (E) atención; **(S)** fortalece y equilibra, aporta vivacidad y disipa el cansancio; **(R)** le hace a uno despierto y aporta rapidez para reaccionar; **(C)** estimula la digestión, la irrigación sanguínea y el sistema inmunitario, ayuda en caso de diarrea y retrasos en la menstruación.

Disp.: muy escasa ○

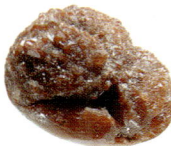

MOOCAITA

Mineralogía: mezcla de jaspe y ópalo (trigonal/amorfo, secundaria).

Indicaciones: (E) experiencia; **(S)** favorece la variedad, la diversión y las experiencias intensas; **(R)** le hace a uno flexible, anima a proyectar numerosas posibilidades y a elegir siempre la más adecuada; **(C)** fortalece el bazo, el hígado, el sistema inmunitario, mejora la depuración sanguínea y la curación de heridas.

Disp.: buena ○

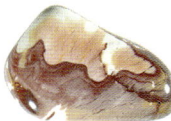

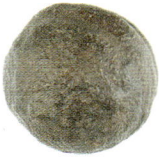

MOQUI MARBLE (Bola de limonita)
Mineralogía: pequeño trozo de limonita relleno de arena (trigonal/rómbico, secundaria).
Indicaciones: (E) realización de los deseos; **(S)** activa durante el día, aumenta la necesidad de dormir por la noche; **(R)** aporta validez a los deseos y las necesidades; **(C)** fomenta la regeneración, la hematopoyesis, la irrigación sanguínea, fortalece los músculos, el intestino y la piel.
Disp.: rareza ○

MORGANITA
Mineralogía: berilo que contiene manganeso (anillo de silicato, hexagonal, primaria).

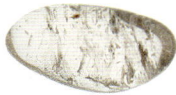

Indicaciones: (E) responsabilidad; **(S)** ayuda a liberarse del estrés, la presión que implica competitividad, la prepotencia y los deseos de escapar; **(R)** le hace a uno ser cuidadoso, ayuda a asumir la responsabilidad; **(C)** alivia los dolores cardiovasculares, las dolencias nerviosas, los problemas de equilibrio y la impotencia.
Disp.: muy escasa ○

MUSCOVITA
Mineralogía: mica de color claro (capa de silicato, monoclínico, primaria/terciaria).

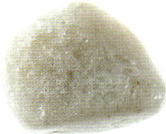

Indicaciones: (E) protección; **(S)** ayuda a actuar de forma resuelta y tranquila en caso de problemas, provocaciones, intrigas y ataques graves; **(R)** ayuda a ver las cosas con claridad y sin permanecer insensible; **(C)** ayuda con los dolores de estómago, de vesícula y de riñones, con los temblores y el nerviosismo.
Disp.: buena ○

NATROLITA
Mineralogía: zeolita fibrosa (mezcla de silicatos, rómbico, primaria/terciaria).

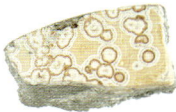

Indicaciones: (E) plenitud, identidad; **(S)** ayuda a confiar en la voz interior propia; **(R)** favorece una percepción y contemplación de la realidad íntegras; **(C)** regula los riñones, la tiroides, y el sistema inmunitario; fortalece el intestino, los tejidos conjuntivos, los músculos y la piel.
Disp.: muy escasa ○

NEFRITA
Mineralogía: actinolita intrincada (cadena de silicatos, monoclínico, terciaria).

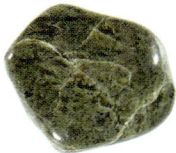

Indicaciones: (E) balance; **(S)** protege contra la presión exterior y la agresividad, aporta un equilibrio interior; **(R)** ayuda en casos de indecisión, dudas y de cavilaciones sin sentido; **(C)** fortalece los riñones, regula la hidratación, ayuda con problemas en las vías urinarias y en la vejiga.
Disp.: buena ○

NIQUELINA
Mineralogía: arseniuro de níquel (trigonal, secundaria).
Indicaciones: (E) moderación, precaución; **(S)** ayuda en momentos de cambios en la vida excesivos y que le llegan a perjudicar a uno; **(R)** mejora la consideración con los demás; **(C)** ayuda con los bultos y erupciones que aparecen en los tejidos. ¡Precaución: muy venenoso. Evitar el contacto con los ojos y la ingestión!

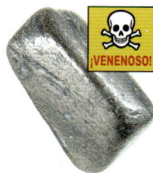

Disp.: muy escasa ○

NUUMITA
Mineralogía: roca antofilita (cadena de silicatos, rómbico, terciaria).
Indicaciones: (E) orgullo, respeto; **(S)** reduce la tirantez y el estrés, favorece un sueño profundo; **(R)** ayuda a respetarse a uno mismo y a los demás y a cumplir con los deberes con que uno se ha comprometido; **(C)** ayuda con los dolores nerviosos, así como, con los de riñones y de oído.

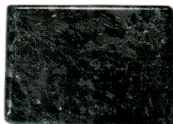

Disp.: rareza ○

OBSIDIANA (Copo de nieve, Vidrio volcánico)
Mineralogía: cristal volcánico (dióxido de silicio, amorfo, primaria).
Indicaciones: (E) disolución; **(S)** hace desaparecer los choques, los traumas y los bloqueos; **(R)** ayuda a integrar los lados más oscuros de uno mismo y a activar cualidades que se han dejado de lado; **(C)** elimina dolores, tensiones y trombos en los vasos sanguíneos, favorece la irrigación sanguínea y la curación de heridas.

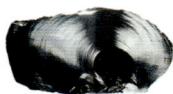

Disp.: muy buena ○

OBSIDIANA (Obsidiana arcoíris)
Mineralogía: vidrio volcánico con destellos de colores (amorfo, primaria).
Indicaciones: (E) lucidez; **(S)** aporta al mundo de los sentimientos una profundidad insospechada, protege y cuida al mismo tiempo; **(R)** le hace a uno abierto, intensifica su percepción y favorece la claridad mental; **(C)** mejora la irrigación sanguínea, alivia dolores y ayuda con la astenopía [5].

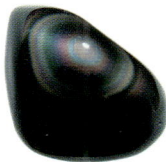

Disp.: buena ○

OBSIDIANA (Obsidiana ahumada)
Mineralogía: vidrio volcánico transparente (amorfo, primaria).
Indicaciones: (E) alivio de dolores; **(S)** elimina el dolor espiritual y ayuda en caso de miedos, pánico y choque; **(R)** ayuda a liberarse de conceptos de infelicidad; **(C)** alivia los esguinces, las contracturas, los dolores de espalda, así como los dolores generalmente locales y puntuales.

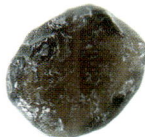

Disp.: buena ○

---

[5] Deficiencia visual. (*N. de la T.*)

OBSIDIANA (Obsidiana Mahagoni)

Mineralogía: vidrio volcánico de color marrón oscuro (amorfo, primaria).
Indicaciones: (E) empuje; **(S)** da fuerza, iniciativa y nuevos estímulos; **(R)** elimina el desconcierto surgido de las ofensas, falta de valoración y de acusaciones falsas; **(C)** mejora la irrigación sanguínea y el calentamiento de las extremidades, ayuda a calmar los derrames y favorece la curación de heridas.

Disp.: buena ○

OBSIDIANA (Obsidiana nevada)

Mineralogía: obsidiana con feldespato (amorfo/triclínico, primaria).
Indicaciones: (E) salida; **(S)** elimina los miedos y bloqueos espirituales; **(R)** motiva a llevar a la práctica las ideas con espontaneidad; **(C)** mejora la irrigación sanguínea también en caso de desabastecimiento (vasoconstricción en las piernas), aporta calor a manos y pies, favorece la curación de heridas.

Disp.: muy buena ○

OBSIDIANA (Obsidiana de oro)

Mineralogía: vidrio volcánico cuyo reflejo recuerda al oro (amorfo, primaria).
Indicaciones: (E) curación; **(S)** ayuda a superar las consecuencias fruto de daños espirituales; **(R)** hace posible eliminar el pesimismo fuertemente arraigado; **(C)** acelera los procesos de curación de heridas, lesiones, contracturas, contusiones y esguinces.

Disp.: muy escasa ○

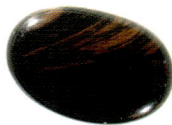

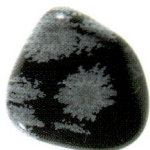

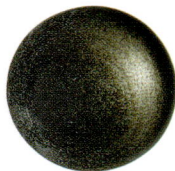

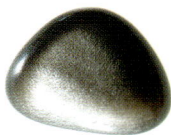

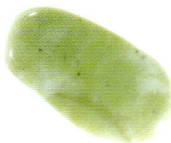

OBSIDIANA (Obsidiana de plata)

Mineralogía: vidrio volcánico con reflejos plateados (amorfo, primaria).
Indicaciones: (E) consciencia; **(S)** arroja luz sobre aspectos de la consciencia reprimidos, ayuda a rechazar ataques espirituales; **(R)** mejora la percepción, agudiza los sentidos y el entendimiento; **(C)** elimina los choques en el ámbito celular y pone en funcionamiento procesos de curación que están bloqueados.

Disp.: muy escasa ○

OFICALCITA (Mármol de Connemara)

Mineralogía: mármol de silicato con calcita, serpentina, talco, entre otros, (terciaria).
Indicaciones: (E) delicia, consuelo; **(S)** ayuda a desarrollar la confianza en estados de infelicidad y también a superar la tristeza y la resignación; **(R)** ayuda a pensar con tranquilidad y de forma constructiva; **(C)** ayuda con problemas de corazón, de riñones, de hígado y de vesícula.

Disp.: muy escasa ○

OJO DE BUEY
Mineralogía: roca de hematita, jaspe y ojo de tigre (trigonal, terciaria).
Indicaciones: (E) fuerza vital; **(S)** ayuda a superar las dificultades; **(R)** ayuda a aplicar soluciones pragmáticas sin dificultad y de forma decidida; **(C)** ayuda en caso de fatiga, problemas de circulación y la falta de hierro, fomenta la formación sanguínea y el transporte de oxígeno.

Disp.: buena ○

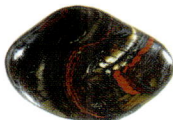

OJO DE FALKEN
Mineralogía: cuarzo fibroso de color azul oscuro (trigonal, primaria).
Indicaciones: (E) visión de conjunto, distancia; **(S)** ayuda en caso de nerviosismo y con la paz interior; **(R)** ayuda a conservar la visión de conjunto en situaciones complejas y ayuda con problemas de indecisión; **(C)** alivia dolores, ayuda con los temblores y con las disfunciones hormonales (hiperfunción hormonal).

Disp.: muy buena ○

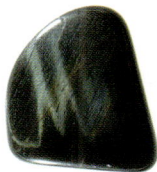

OJO DE TIGRE
Mineralogía: cuarzo fibroso de color marrón claro (trigonal, secundaria).
Indicaciones: (E) perspectiva, distancia; **(S)** ayuda en caso de estrés, tensión y protege de atmósferas que se precipitan sobre uno; **(R)** agudiza los sentidos y ayuda a conservar la perspectiva en momentos en que todo sucede muy deprisa; **(C)** regula las glándulas suprarrenales y alivia los ataques de asma.

Disp.: muy buena ○

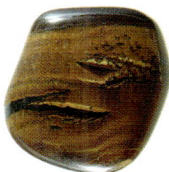

OJO DE TIGRE CON OJO FALKEN
Mineralogía: mitad ojo Falken y ojo de Tigre (trigonal, secundaria).
Indicaciones: (E) serenidad, distancia; **(S)** ayuda a mantener la compostura en situaciones extremas; **(R)** fomenta la rapidez a la hora de interpretar y a actuar de forma reflexiva; **(C)** alivia dolores, regula las glándulas suprarrenales y ayuda con los ataques de asma agudos.

Disp.: buena ○

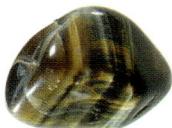

OLIVINA ESPANOLA (Peridotita, Dunita)
Mineralogía: peridotita cristalina muy fina (silicato, rómbico, primaria).
Indicaciones: (E) independencia, protección; **(S)** aporta equilibrio y la sensación de estar protegido; **(R)** mejora la concentración y la autodeterminación; **(C)** regula el metabolismo y la cooperación entre los órganos internos, ayuda a producir anticuerpos.

Disp.: rareza ○

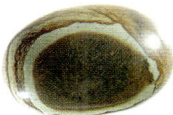

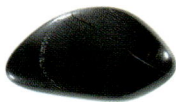

ÓNICE

Mineralogía: calcedonia negra (trigonal, primaria/secundaria).
Indicaciones: (E) realización; **(S)** fortalece la conciencia de uno mismo y el sentido de la responsabilidad; **(R)** fomenta el pensar de forma serena, mejora la lógica y la capacidad de argumentación; **(C)** agudiza el sentido del oído, ayuda en caso de infecciones en el oído interno y mejora el funcionamiento nervioso.

Disp.: escasa ○

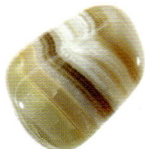

ONICE MARMOL (Aragonita calcita)

Mineralogía: aragonita y calcita bandeada (rómbico, secundaria).
Indicaciones: (E) evolución rítmica, descarga; **(S)** le hace a uno más resuelto, más libre y más sensible; **(R)** le hace a uno flexible, aporta tranquilidad y actividad alternadas de forma equilibrada; **(C)** ayuda con dolores de hígado, vesícula, articulaciones y en el menisco.

Disp.: muy buena ○

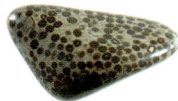

OOLITA (Oolita de hierro)

Mineralogía: bolitas de óxido de hierro en caliza (diversas estructuras, secundaria).
Indicaciones: (E) consciencia de la propia salud; **(S)** acaba con la obsesión por el trabajo extenuante, favorece la recuperación; **(R)** centra la atención en la salud y la forma física; **(C)** favorece la irrigación sanguínea y la asimilación de nutrientes en los tejidos, fortalece los nervios, músculos, el intestino y la piel.

Disp.: escasa ○

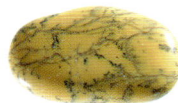

OPALITA

Mineralogía: roca que contiene ópalo (ópalo, amorfo, secundaria).
Indicaciones: (E) sociabilidad; **(S)** ayuda a hacer desaparecer el miedo al contacto físico y a poder integrarse en la comunidad; **(R)** buena para una relación satisfactoria con el mundo y el prójimo; **(C)** favorece la desintoxicación, la depuración y la evacuación, limpia los tejidos conjuntivos, el intestino y la mucosa.

Disp.: escasa ○

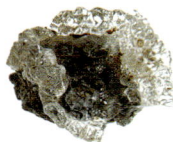

ÓPALO (Halita)

Mineralogía: ópalo de aspecto vidrioso sin color (amorfo, primaria).
Indicaciones: (E) instinto; **(S)** aporta claridad en el plano de los sentimientos, conduce al sitio adecuado en el momento justo; **(R)** ayuda a reconocer las necesidades propias y a expresarlas; **(C)** estimula la hidratación y fortalece los ojos, oídos, el sentido del olfato y el del gusto.

Disp.: rareza ○

ÓPALO (Ópalo de los Andes)

Mineralogía: ópalo que contiene cobre (dióxido de silicio, amorfo, secundaria).

Indicaciones: (E) naturalidad; **(S)** libera los sentimientos, alivia la angustia, despeja el estado de ánimo; **(R)** ayuda a contemplar con ojos curiosos el mundo y a reconocer lo maravilloso de la vida; **(C)** desintoxica, baja la fiebre, fortalece el hígado y los riñones.

Disp.: escasa ○

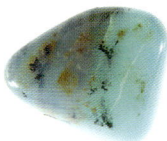

OPALO (Ópalo de níquel)

Mineralogía: ópalo que contiene níquel (dióxido de silicio, amorfo, secundaria).

Indicaciones: (E) naturalidad; **(S)** le libera a uno de sus miedos, inseguridades y sentimientos de culpabilidad; **(R)** ayuda a hablar sobre aquello que supone una presión sobre el alma; **(C)** favorece la desintoxicación y la depuración de fluidos, fortalece el hígado y los riñones, ayuda con el reúma y la gota.

Disp.: muy escasa ○

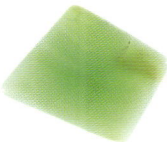

ÓPALO (Ópalo musgoso)

Mineralogía: ópalo con diversas incrustaciones (amorfo, primaria/secundaria).

Indicaciones: (E) participación; **(S)** ayuda a implicarse en las relaciones y en los grupos; **(R)** ayuda a ganarse a los demás; **(C)** depura la linfa y las vías respiratorias, ayuda con la tos y los resfriados, fomenta la desintoxicación, la digestión y la evacuación.

Disp.: escasa ○

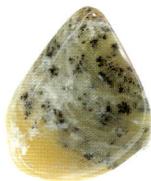

ÓPALO (Ópalo rosa de los Andes)

Mineralogía: ópalo que contiene manganeso (dióxido de silicio, amorfo, secundaria).

Indicaciones: (E) afecto; **(S)** ayuda a eliminar aquello que le inhibe a uno, la vergüenza y la timidez, favorece la sensibilidad y el apego; **(R)** a la hora de pensar y actuar le hace a uno más amigable y abierto; **(C)** ayuda en caso de dolores cardiacos, sobre todo aquellos que son fruto de preocupación y se localizan alrededor del corazón.

Disp.: escasa ○

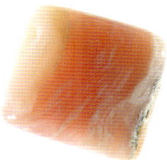

ÓPALO AZUL

Mineralogía: ópalo azul (dióxido de silicio, amorfo, secundaria).

Indicaciones: (E) buena intuición; **(S)** favorece la empatía; **(R)** mejora la comunicación, ayuda a entender a los demás y a expresarse con claridad; **(C)** disminuye la presión arterial y baja la fiebre, estimula la hidratación, la linfa y los riñones.

Disp.: escasa ○

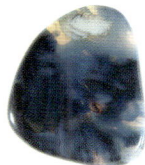

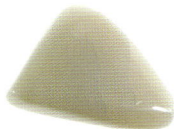

ÓPALO BLANCO (Ópalo leche)
Mineralogía: ópalo blanco (dióxido de silicio, amorfo, primaria/secundaria).
Indicaciones: (E) apertura; **(S)** le hace a uno abierto y dispuesto a ayudar, ayuda a aceptarse a uno mismo y a los demás; **(R)** favorece la comunicación, el intercambio y la comunidad; **(C)** estimula el flujo linfático, los riñones, la vejiga y regula la hidratación.

Disp.: escasa ○

ÓPALO CALCEDONIA
Mineralogía: mezcla de ópalo y calcedonia (amorfo/trigonal, primaria).
Indicaciones: (E) solución, independencia; **(S)** apacigua, elimina el descontento y la melancolía al descubrir aspectos de la conciencia ocultos; **(R)** hace de los deseos y las necesidades algo consciente; **(C)** elimina la tensión, las durezas y los ganglios linfáticos.

Disp.: escasa ○

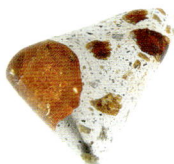

ÓPALO DE FUEGO
Mineralogía: ópalo noble de color rojo tirando a amarillo que contiene hierro (amorfo, primaria).
Indicaciones: (E) viveza, deleite; **(S)** le hace a uno impulsivo, ayuda a eliminar las cohibiciones, fomenta el contento con la sexualidad; **(R)** despierta el interés por ideas interesantes; **(C)** fomenta la energía, el rendimiento, la circulación, la irrigación sanguínea, la fuerza y la fertilidad.

Disp.: escasa ○

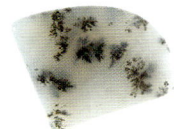

ÓPALO DENDRITA
Mineralogía: ópalo con dendritos de manganeso (amorfo, primaria/secundaria)
Indicaciones: (E) contacto; **(S)** ayuda a permanecer abierto y accesible a pesar de haber tenido experiencias negativas; **(R)** mejora el contacto con el mundo y el prójimo; **(C)** desintoxica, favorece el flujo linfático y la evacuación, ayuda con los resfriados y los efectos del tabaquismo.

Disp.: escasa ○

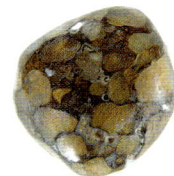

ÓPALO EN MATRIX
Mineralogía: burbujas de ópalo noble incrustadas en roca de basalto (amorfo, primaria).
Indicaciones: (E) placer; **(S)** intensifica toda vivencia, hace más profundos los sentimientos, aporta consuelo en caso de miedos y tristeza; **(R)** favorece la vivencia en el aquí y el ahora; **(C)** favorece el crecimiento, la asimilación de nutrientes y la regulación del metabolismo de las células y tejidos.

Disp.: escasa ○

ÓPALO INCOLORO (Ópalo de los Andes)
Mineralogía: ópalo incoloro (dióxido de silicio, amorfo, secundaria).
Indicaciones: (E) actividad en la vida; **(S)** le hace a uno flexible y ayuda a ubicarse en situaciones cambiantes; **(R)** ayuda a pensar, hablar y actuar sobre la marcha; **(C)** fomenta la limpieza de la piel y de las vías respiratorias, estimula el fluido de la mucosa y la evacuación.

Disp.: escasa ○

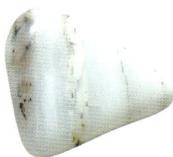

ÓPALO NOBLE (Nuez de Yowah)
Mineralogía: ópalo en roca de filigrana (ópalo: amorfo, secundaria).
Indicaciones: (E) vida de ensueño; **(S)** favorece un sentimiento de amor por el cuerpo y la existencia en la naturaleza, estimula los sueños durante el día y la noche; **(R)** desarrolla la imaginación y la inventiva; **(C)** favorece el sistema inmunitario y la capacidad de curarse a uno mismo, ayuda en caso de enfermedades muy graves.

Disp.: escasa ○

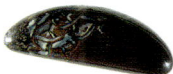

ÓPALO NOBLE (Ópalo de cristal)
Mineralogía: ópalo noble nítido y muy colorido (amorfo, secundaria).
Indicaciones: (E) euforia; **(S)** da alegría, entusiasmo y un sentimiento de felicidad muy profundo; **(R)** inspira la imaginación, para el arte y la poesía, le hace a uno ingenioso y creativo; **(C)** mejora la autorregulación de todo el organismo, le mantiene a uno sano y favorece cada cura.

Disp.: rareza ○

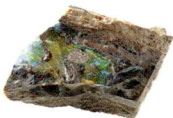

ÓPALO NOBLE (Ópalo en roca, Ópalo Boulder)
Mineralogía: vetas de ópalo en la roca madre (ópalo: amorfo, secundaria).
Indicaciones: (E) humor; **(S)** lo hace a uno extravertido y ayuda a contagiar a los demás con la felicidad propia; **(R)** ayuda a resistir con buen humor acontecimientos adversos; **(C)** estimula la linfa, los riñones y el intestino y mejora la asimilación de nutrientes en las células.

Disp.: escasa ○

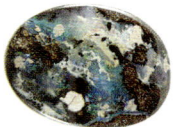

ÓPALO NOBLE BLANCO (Ópalo blanco)
Mineralogía: ópalo noble de color claro y colorido (amorfo, secundaria).
Indicaciones: (E) alegría de vivir; **(S)** hace posible disfrutar de las partes buenas de la vida, mejora la sensibilidad y el erotismo; **(R)** despierta el asombro, la plenitud de ideas y la creatividad; **(C)** activa la linfa, desintoxica y ayuda con la tos y las enfermedades respiratorias.

Disp.: escasa ○

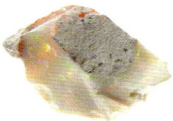

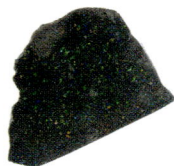

ÓPALO NOBLE NEGRO

Mineralogía: ópalo noble de color negro y colorido (amorfo, secundaria).

Indicaciones: (E) voluntad de vivir; **(S)** hace posible decir sí a la vida, ayuda en caso de preocupación y depresión; **(R)** ayuda a aceptar con facilidad las dificultades; **(C)** estimula procesos intensos de depuración, favorece la desintoxicación, la evacuación y actúa regenerando después de pasar una enfermedad.

Disp.: rareza ○

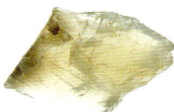

ÓPALO OJO DE GATO

Mineralogía: ópalo con destellos de luz (amorfo, secundaria).

Indicaciones: (E) capacidad de comprensión; **(S)** anima en caso de abatimiento, de la esperanza y confianza; **(R)** permite hacer nuevas observaciones y pone de relieve los aspectos positivos; **(C)** estimula los nervios, el cerebro, los órganos sensoriales, mejora el sentido del tacto.

Disp.: rareza ○

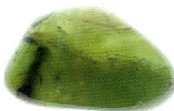

ÓPALO VERDE

Mineralogía: mezcla de ópalo y nontronita (amorfo/monoclínico, primaria).

Indicaciones: (E) perspectiva de vida; **(S)** ayuda a recuperarse con rapidez de la extenuación; **(R)** ayuda en caso de pérdida de la orientación y centra la atención en contenidos que le ayuden a uno a completarse; **(C)** favorece la regeneración, fortalece el hígado, los riñones y las glándulas tiroides (testículos, ovarios).

Disp.: muy escasa ○

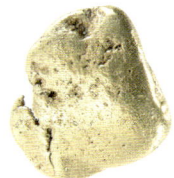

ORO

Mineralogía: metal noble de oro (cúbico, todos las formaciones).

Indicaciones: (E) encubrimiento; **(S)** ayuda con la insatisfacción, los momentos en los que uno no se valora lo suficiente y la depresión; **(R)** contribuye a ver las cosas con optimismo para así poder resistir mejor; **(C)** regula el funcionamiento de las glándulas, mejora los nervios y la circulación; aporta calor, fortalece los órganos sexuales.

Disp.: muy escasa ○

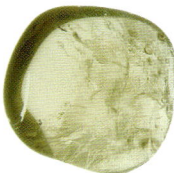

ORTOCLASA (Feldespato, Feldespato ortosa)

Mineralogía: potasio y feldespato (conglomerado de silicatos, monoclínico, primaria).

Indicaciones: (E) observación; **(S)** hace de uno alguien optimista, animado y alegre; **(R)** alivia las preocupaciones, dudas, la desconfianza, agudiza la percepción; **(C)** ayuda con dolores de estómago, de corazón, tensión en el pecho, intranquilidad y falta de sueño.

Disp.: escasa ○

PALASITA
Mineralogía: meteorito de hierro con olivita (cúbico/amorfo, interplanetaria).
Indicaciones: (E) esencia, motivación; **(S)** libera de la dependencia y la supeditación; **(R)** estimula para explorar el mundo interior de cada uno, así como a comprobar la procedencia, sentido y necesidad de los deseos propios; **(C)** desintoxica y fortalece el hígado, la vesícula, el intestino y los músculos.

Disp.: rareza ○

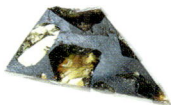

PERIDOTA (Olvina, Crisolita)
Mineralogía: manganeso, hierro y pequeña parte de silicato (rómbico, primaria).
Indicaciones: (E) independencia; **(S)** soluciona los enfados, elimina la rabia y los sentimientos de culpabilidad; **(R)** ayuda a evitar que decidan por uno, así como a responder de los errores y a solucionarlos; **(C)** fortalece el hígado, la vesícula y el intestino delgado, desintoxica y ayuda en caso de infecciones, hongos y con las verrugas.

Disp.: buena ○

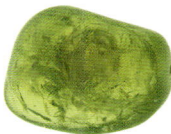

PETALITA
Mineralogía: litio, aluminio y capas de silicato (monoclínico, primaria).
Indicaciones: (E) conocimiento de uno mismo, búsqueda de la identidad propia; **(S)** ayuda a que se disuelvan sentimientos que se han hecho muy fuertes y a afrontar lo difícil en vez de huir de ello; **(R)** le hace a uno sincero y ayuda a hacer frente a asuntos difíciles de asumir; **(C)** alivia dolores fuertes y ayuda en caso de cardiopatías, molestias en los nervios y los ojos.

Disp.: muy escasa ○

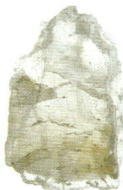

PIEDRA DE PRINTSTONE (Arenisca)
Mineralogía: arenisca de cuarzo con óxidos de hierro (trigonal, secundaria).
Indicaciones: (E) bienestar; **(S)** favorece el dormir bien, la recuperación y aporta una sensación de descanso físico propia de las vacaciones; **(R)** mejora la conciencia sobre el cuerpo propio; **(C)** de forma leve, estimula la circulación, la respiración, la digestión y la evacuación.

Disp.: escasa ○

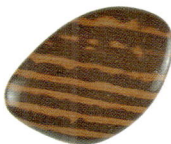

PIEDRA EILAT (Crisocola, Malaquita y Azurita)
Mineralogía: mezcla de minerales de cobre (monoclínico, secundaria).
Indicaciones: (E) estética; **(S)** ayuda a sentir que uno tiene una vida variada, vivaz y armónica; **(R)** le ayuda a uno a tener un profundo sentido de la belleza y la armonía; **(C)** fortalece el hígado, regula el crecimiento celular desarmonizado y alivia los dolores menstruales.

Disp.: rareza ○

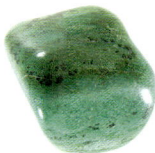

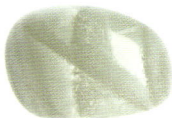

PIEDRA LUNAR (Feldespato)
Mineralogía: feldespato con resplandor (monoclínico, primaria).
Indicaciones: (E) intuición; **(S)** aporta profundidad a los sentimientos; **(R)** le hace a uno abierto a las sugestiones e impulsos; **(C)** armoniza los ciclos hormonales con los ritmos naturales, ayuda con los dolores que se tienen durante la menstruación, después del parto y la menopausia.
Disp.: buena ○

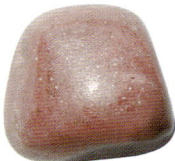

PIEMONTITA, CUARZO Y MICA
Mineralogía: manganeso y epidota en roca (monoclínico/trigonal, terciaria).
Indicaciones: (E) ánimo, confianza; **(S)** ayuda a recurrir a los demás, a asimilar situaciones de mucha vergüenza, estimula una sexualidad creativa; **(R)** ayuda a transmitir las necesidades propias; **(C)** ayuda al corazón, al hígado, favorece la regeneración y la fertilidad, fortalece los órganos sexuales.
Disp.: buena ○

PIETERSITA
Mineralogía: breccia de ojo de tigre y piedra falken (trigonal, secundaria).

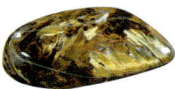

Indicaciones: (E) cambio; **(S)** ayuda en tiempos de agitación, hace desparecer sentimientos incómodos; **(R)** ayuda a procesar las impresiones de forma más rápida y a solucionar conflictos; **(C)** alivia los dolores de cabeza, las dolencias nerviosas, los problemas respiratorios, la presión en el estómago y los mareos.
Disp.: escasa ○

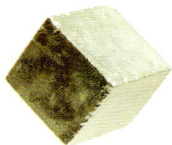

PIRITA (Cubo)
Mineralogía: sulfuro de hierro con forma de cubo (cúbico, secundaria).
Indicaciones: (E) espejo; **(S)** estimula para buscar una solución a los conflictos con insistencia; **(R)** favorece el pensamiento de que mucho de lo que nos molesta de los demás también lo podemos encontrar en nosotros mismos; **(C)** hace desaparecer cuadros sintomáticos que perduran y hace efecto sobre los dolores sintomáticos.
Disp.: buena ○

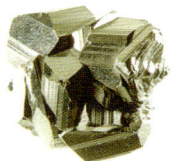

PIRITA (Grupos de pirita)
Mineralogía: sulfuro de hierro con color latón (cúbico, primaria/secundaria).
Indicaciones: (E) conocimiento de uno mismo; **(S)** destapa secretos y recuerdos reprimidos; **(R)** le hace a uno abierto y sincero, desvela las causas de determinadas situaciones y enfermedades; **(C)** estimula el hígado, el intestino, la desintoxicación y la evacuación.
Disp.: buena ○

PIRITA (Pirita que evoca al sol)
Mineralogía: sulfuro de hierro con forma radial (cúbico, terciaria).
Indicaciones: (E) resolución; **(S)** ayuda a reírse de uno mismo; **(R)** libera de la desdicha, la necesidad y de los pensamientos fruto del dolor; **(C)** actúa aliviando dolores, entre otros, los dolores de espalda y de articulaciones; también quita los calambres y los dolores menstruales.
Disp.: rareza ○

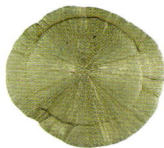

PIROFILITA
Mineralogía: silicato de aluminio básico (monoclínico, primaria).
Indicaciones: (E) autodeterminación; **(S)** ayuda a limitarse y a ser fiel a uno mismo en situaciones confusas; **(R)** ayuda a liberarse de las exigencias que nos imponen personas ajenas; **(C)** ayuda en caso de acidez extrema, dolores de estómago y el ardor de estómago.
Disp.: muy escasa ○

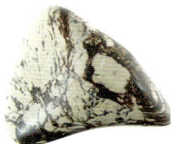

PLASMA
Mineralogía: calcedonia verde (cuarzo, trigonal, primaria/secundaria).
Indicaciones: (E) tranquilidad; **(S)** ayuda en estados de irritación y agresividad, mejora la capacidad de uno para aguantar; **(R)** actúa aportando equilibrio a los pensamientos y actos inconstantes; **(C)** favorece las defensas inmunitarias y la capacidad de regeneración, alivia las inflamaciones.
Disp.: muy escasa ○

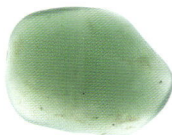

PORCELANITA
Mineralogía: arcilla metamórfica (capa de silicato, monoclínico/triclínico, terciaria).
Indicaciones: (E) capacidad para diferenciar; **(S)** ayuda a percibir mejor los sentimientos; **(R)** mejora la capacidad de distinguir entre el sentido, el valor y la importancia; **(C)** ayuda en caso de acné, erupciones cutáneas alérgicas, extrema acidez y cansancio crónico.
Disp.: muy escasa ○

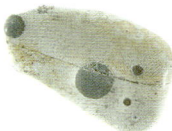

PORCELANITA
Mineralogía: arcilla metamórfica (capa de silicato, monoclínico/triclínico, terciaria).
Indicaciones: (E) capacidad de cambio; **(S)** ayuda a expresar los sentimientos; **(R)** fomenta la creatividad y lo hace a uno capaz de llevar las cosas a la práctica; **(C)** ayuda en caso de acidez extrema, depura los tejidos conjuntivos, la piel, el intestino y las vías respiratorias, favorece la evacuación y activa en caso de cansancio crónico.
Disp.: muy escasa ○

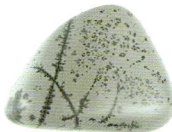

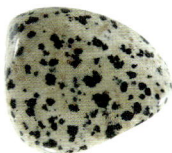

PORFIRITA (Cuarzita Riebeckita)
Mineralogía: riebeckita, cuarzo y feldespato (monoclínico/trigonal/triclínico, primaria).
Indicaciones: (E) reflexión; **(S)** fortalece, reconstruye y equilibra espiritualmente; **(R)** estimula a estudiar apropiadamente los proyectos propios, a reflexionar sobre los pasos a seguir y a llevarlos a la práctica de forma activa; **(C)** estimula los nervios y la capacidad de reacción.
Disp.: buena ○

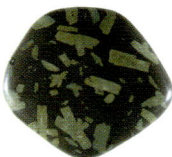

PORFIRITA (Piedra del crisantemo)
Mineralogía: feldespato en andesita y matrix (feldespato: triclínico, primaria).
Indicaciones: (E) precaución; **(S)** aporta una actividad tranquila y llevada a cabo con sensatez, ayuda en caso de nerviosismo e irritación; **(R)** ayuda a esperar a que se presente la mejor oportunidad para poner en práctica ideas y comenzar proyectos; **(C)** calma y fortalece los nervios y los sentidos.
Disp.: escasa ○

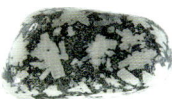

PORFIRITA (Tipo de pórfido)
Mineralogía: feldespato en andesita y matrix (feldespato: triclínico, primaria).
Indicaciones: (E) cuidado; **(S)** al comienzo de una actividad le hace a uno paciente y firme; **(R)** deja que las ideas maduren durante mucho tiempo antes de que se lleven a la práctica, impulsa a apostar por lo seguro; **(C)** calma y fortalece los nervios, favorece los sentidos, mantiene a los músculos flexibles.
Disp.: escasa ○

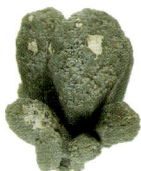

PRASEM
Mineralogía: cuarzo de cristal con incrustaciones de silicato (trigonal, primaria).
Indicaciones: (E) apacibilidad; **(S)** apacigua los ánimos encendidos, alivia, facilita la solución de conflictos; **(R)** ayuda a las personas que son rencorosas a olvidar el pasado; **(C)** alivia los dolores, baja la fiebre, elimina las hinchazones y las contusiones, ayuda con los dolores de vejiga.
Disp.: muy escasa ○

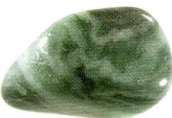

PRASEM (Cuarzo de Prasem)
Mineralogía: cuarzo macizo con incrustaciones de silicato (trigonal, terciaria).
Indicaciones: (E) dominación; **(S)** ayuda a desprenderse de la cólera y la rabia; **(R)** ayuda a no perder el control con las reacciones emocionales; **(C)** alivia los daños producidos por la radiación, las quemaduras, las insolaciones, los golpes de calor y las picaduras de insecto, también en caso de dolores de vejiga.
Disp.: escasa ○

PRASIOLITA AMATISTA
Mineralogía: cuarzo de cristal de color violeta a verdoso (cuarzo, trigonal, primaria).
Indicaciones: (E) autenticidad, capacidad para imponerse; **(S)** ayuda a que uno sea fiel a sus propios sentimientos; **(R)** ayuda a defender de forma decidida las propias creencias; **(C)** regula la respiración, el corazón y la circulación, es buena para el cabello y las uñas, elimina tensiones y fortalece la evacuación.

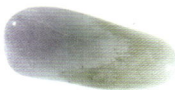

Disp.: rareza ○

PREHNITA AMARILLA
Mineralogía: calcio, aluminio y grupo de silicatos (rómbico, primaria).
Indicaciones: (E) respeto; **(S)** favorece la atención con respecto a otros, ayuda a exigir reconocimiento; **(R)** elimina los mecanismos de represión y ayuda a no evitar determinadas situaciones; **(C)** favorece el desprendimiento de materia grasa, estimula el metabolismo de la grasa en el cuerpo y ayuda en caso de sobrepeso.

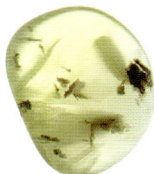

Disp.: escasa ○

PREHNITA VERDE
Mineralogía: calcio, aluminio y grupo de silicatos (rómbico, primaria).
Indicaciones: (E) aceptación; **(S)** hace más fácil aceptarse a uno mismo y a los demás; **(R)** ayuda a aceptar verdades incómodas y favorece la capacidad de aceptación; **(C)** favorece el desprendimiento de materia grasa, estimula el metabolismo de la grasa en el cuerpo y los procesos de renovación.

Disp.: escasa ○

PSILOMELANA
Mineralogía: óxido de manganeso (rómbico, primaria/secundaria).
Indicaciones: (E) lentitud; **(S)** ayuda a asimilar las experiencias negativas; **(R)** pone freno a los procesos precipitados y enseña a ahorrar fuerzas y recursos; **(C)** fortalece en caso de haber sufrido cargas extenuantes, estimula el intestino, estabiliza la circulación y protege al corazón.

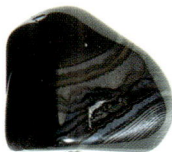

Disp.: escasa ○

PURPURITA
Mineralogía: manganeso, hierro y fosfato (rómbico, primaria).
Indicaciones: (E) inspiración; **(S)** ayuda en caso de cansancio y agotamiento; **(R)** mejora la conciencia, la capacidad de concentración y de asimilación; **(C)** aporta energía, ayuda en caso de debilidad cardiaca y cuando fallan las funciones de los órganos sensoriales.

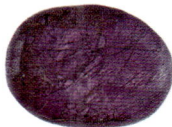

Disp.: muy escasa ○

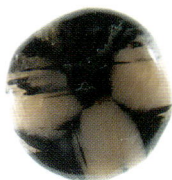

QUIASTOLITA
Mineralogía: silicato de aluminio con carbono (rómbico, terciaria).
Indicaciones: (E) identidad, cambio del proyecto vital; **(S)** ayuda a persuadir los miedos y los sentimientos de culpabilidad; **(R)** favorece el sentido de la realidad y la objetividad; **(C)** alivia la acidez extrema y el reúma, ayuda con el cansancio, los estados de debilidad y los brotes de parálisis.

Disp.: muy escasa ○

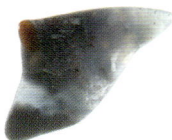

RICHTERITA
Mineralogía: cadena de silicato rica en minerales (monoclínico, terciaria).
Indicaciones: (E) sabiduría, previsión; **(S)** despierta el instinto para determinados momentos o procesos; **(R)** amplía el horizonte propio, ayuda a reconocer pronto tendencias de desarrollo y a valorarlas; **(C)** favorece el funcionamiento de los riñones y regula el metabolismo mineral.

Disp.: rareza ○

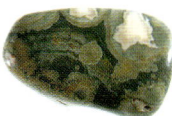

RIOLITA
Mineralogía: vulcanita rica en sílice ácido (diversas estructuras, primaria).
Indicaciones: (E) intensificación; **(S)** fortalece determinados estados sin cambiarlos, ayuda a aceptarse tal y como uno es; **(R)** hace posible ver con claridad la situación en la que uno se encuentra y así poder valorarla mejor; **(C)** alivia la gripe, los resfriados y las infecciones.

Disp.: buena ○

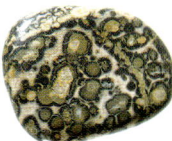

RIOLITA (Jaspe leopardo)
Mineralogía: vulcanita rica en sílice ácido (diversas estructuras, primaria).
Indicaciones: (E) consolidación; **(S)** para equilibrar el grado de actividad y de calma y para un sueño reparador y profundo; **(R)** clarifica lo que hay que hacer pero sin aportar nuevos impulsos; **(C)** estimula la digestión y la evacuación, ayuda en caso de dolores en la piel y es buena para los tejidos con durezas.

Disp.: muy buena ○

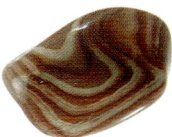

RIOLITA (Piedra azteca)
Mineralogía: vulcanita rica en sílice ácido (diversas estructuras, primaria).
Indicaciones: (E) fortalecimiento; **(S)** fortalece el estado en que uno se encuentre, favorece la autoestima; **(R)** ayuda a superar situaciones agobiantes de forma calmada y segura; **(C)** fomenta la fuerza de resistencia y el sistema inmunitario, estimula los intestinos grueso y delgado.

Disp.: escasa ○

RODOCROSITA
Mineralogía: carbonato de manganeso rosa casi rojo (trigonal, secundaria).

Indicaciones: (E) actividad; **(S)** anima y le aporta a uno felicidad, favorece la sexualidad y el erotismo; **(R)** le vuelve a uno dinámico, emprendedor, ayuda a hacer un trabajo con agilidad; **(C)** pone en movimiento la circulación, eleva la presión sanguínea, ayuda con los dolores de abdomen y las migrañas.

Disp.: escasa ○

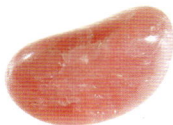

RODONITA
Mineralogía: calcio, manganeso y cadena de silicatos (triclínico, terciaria).

Indicaciones: (E) curación de heridas; **(S)** ayuda a perdonar; **(R)** favorece el entendimiento mutuo; **(C)** es la piedra más adecuada para las lesiones, las hemorragias, las heridas y las picaduras de mosquito, fortalece los músculos, el corazón y la circulación, ayuda en caso de enfermedades inmunitarias y de úlcera estomacal.

Disp.: buena ○

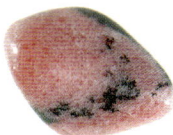

ROSA DEL DESIERTO
Mineralogía: roseta amófila de aljez (trigonal/monoclínico, secundaria).

Indicaciones: (E) forma y estructura; **(S)** estabiliza las vivencias emocionales, frena los estallidos incontrolados; **(R)** favorece un equilibrio adecuado entre diferentes deseos y responsabilidades; **(C)** consolida los tejidos conjuntivos, favorece la estabilidad de los huesos.

Disp.: buena ○

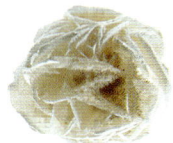

RUBI
Mineralogía: corindón que contiene cromo (trigonal/primaria, generalmente terciaria).

Indicaciones: (E) pasión, alegría de vivir; **(S)** aporta coraje, le hace a uno virtuoso y le da valor, estimula sexualmente; **(R)** fomenta el compromiso y la disposición al trabajo; **(C)** baja la fiebre, eleva la presión sanguínea, estimula la circulación, las glándulas suprarrenales y los órganos sexuales.

Disp.: buena ○

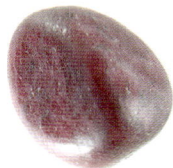

RUBI
Mineralogía: rubí con destellos producidos por los filamentos de rutilo (trigonal, terciaria).

Indicaciones: (E) empuje, energía, movimiento; **(S)** favorece la sensibilidad y la sexualidad, lo hace a uno optimista y alegre; **(R)** ayuda a valorar correctamente las propias fuerzas; **(C)** da calor, favorece la irrigación sanguínea, estabiliza la circulación, fortalece el bazo y los órganos sexuales.

Disp.: muy escasa ○

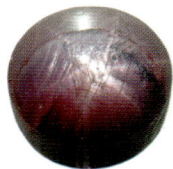

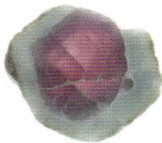

RUBI DISTENA
Mineralogía: rubí en manto de distena (trigonal/triclínico, terciaria).
Indicaciones: (E) decisión, autorrealización; **(S)** energía, superación de uno mismo, fuerza; **(R)** superación de las crisis, le hace a uno consecuente; **(C)** ayuda con las dolencias nerviosas, los problemas de circulación y la ansiedad localizada en el pecho.

Disp.: rareza ○

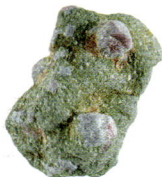

RUBI DISTENA FUCHSITA
Mineralogía: rubí en distena y fuchsita (trigonal/triclínico/monoclínico, terciaria).
Indicaciones: (E) protección y autodeterminación; **(S)** serenidad, disolución de las tensiones, alivio de dolores, para dormir bien; **(R)** lucha contra los problemas con las fuerzas de que uno dispone; **(C)** ayuda con el agotamiento, el reúma, las inflamaciones, las enfermedades de la piel, de corazón y los dolores en la espalda.

Disp.: rareza ○

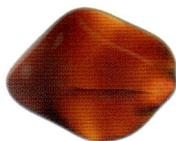

SARDO
Mineralogía: calcedonia marrón (cuarzo, trigonal, primaria/secundaria).
Indicaciones: (E) ímpetu; **(S)** ayuda a asimilar las decepciones y a auxiliar dando consejos y actuando; **(R)** ayuda a superar situaciones difíciles y dañinas; **(C)** mejora la irrigación sanguínea del corazón, ayuda en caso de debilidad del corazón y de alteraciones en el ritmo cardiaco.

Disp.: escasa ○

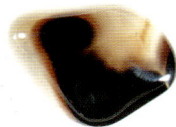

SARDONICE
Mineralogía: calcedonia, sardo y ónice (trigonal, primaria/secundaria).
Indicaciones: (E) percepción a través de los sentidos, virtud; **(S)** para la sinceridad y para que se curta el carácter; **(R)** agudiza la percepción, favorece la asimilación de lo percibido; **(C)** favorece todos los sentidos, ayuda con los dolores de oído y el acúfeno (tinnitus), fortalece el bazo, evita las recaídas.

Disp.: escasa ○

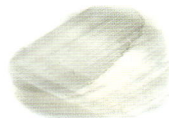

SELENITA
Mineralogía: sulfuro de calcio en filamentos (monoclínico, secundaria).
Indicaciones: (E) coraza, control, parada firme; **(S)** calma en caso de irritabilidad e hiperactividad, lo protege a uno para que no pierda el control, ayuda a protegerse a uno mismo; **(R)** percepción consciente y superación de los modelos que uno tiene; **(C)** aporta solidez a los tejidos y actúa aliviando la fiebre.

Disp.: buena ○

SEPTARIA
Mineralogía: calcita en pedazo de arcilla (trigonal/triclínico/monoclínico, secundaria).
Indicaciones: (E) accesibilidad; **(S)** ayuda a permanecer firme en situaciones difíciles sin encerrarse en uno mismo; **(R)** elimina aquellos mecanismos que le reprimen a uno; **(C)** ayuda cuando aparecen hinchazones, con la acidez extrema, las enfermedades de intestino y de la piel.
Disp.: buena ○

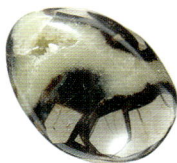

SERPENTINA
Mineralogía: serpentina con sedimentaciones de asbesto (monoclínico, terciaria).
Indicaciones: (E) protección; **(S)** favorece la delimitación y la paz interior, ayuda en caso de bloqueos a la hora de alcanzar el orgasmo; **(R)** lo hace a uno estar preparado para el compromiso y hace que las ganas de discutir disminuyan; **(C)** ayuda en caso de alteraciones en el ritmo cardiaco, los calambres musculares y los dolores menstruales.
Disp.: buena ○

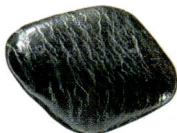

SERPENTINA CON CROMITA
Mineralogía: serpentina con cromita (monoclínico/cúbico, terciaria).
Indicaciones: (E) autodeterminación; **(S)** ayuda a protegerse a uno mismo de las influencias extrañas; **(R)** hace posible que uno represente mejor sus propios intereses; **(C)** ayuda en caso de molestias en los riñones, el hígado y el intestino; sobre todo, es buena para casos en los que se alternan la diarrea y el estreñimiento.
Disp.: escasa ○

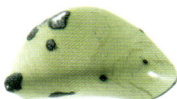

SERPENTINA NOBLE
Mineralogía: capas de silicato y de magnesio básico (monoclínico, terciaria).
Indicaciones: (E) cuidado; **(S)** alivia el estrés y la tensión, equilibra los cambios de ánimo; **(R)** fomenta el apoyo y la ayuda mutua; **(C)** ayuda con los calambres musculares, regula la función de los riñones, mitiga la acidez extrema y evita los trombos sanguíneos.
Disp.: escasa ○

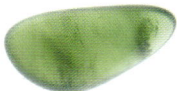

SIDERITA
Mineralogía: carbonato de hierro (trigonal, todas las estructuras de formación).
Indicaciones: (E) perseverancia; **(S)** aporta paciencia y fuerza en tiempos difíciles, favorece el sosiego cuando uno tiene un estado de ánimo caracterizado por la inquietud y la agitación; **(R)** ayuda a salir de uno mismo y a poner fin a las cavilaciones; **(C)** para los trastornos cardiacos, circulatorios y las alteraciones en la asimilación de hierro.
Disp.: muy escasa ○

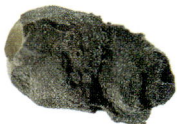

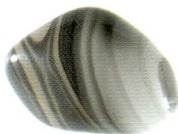

SILEX
Mineralogía: mezcla de calcedonia y ópalo (trigonal/amorfo, secundaria).
Indicaciones: (E) entendimiento; **(S)** sosiego, desprendimiento; **(R)** fomenta la capacidad para comunicar y escuchar; **(C)** fortalece la función de la mucosa, los pulmones, la piel, el intestino; mejora las desintoxicaciones, ayuda con el estreñimiento y la diarrea.

Disp.: buena ○

SMITHSONITA
Mineralogía: carbonato de cinc (trigonal, secundaria).
Indicaciones: (E) le hace a uno extravertido; **(S)** le quita la timidez, mejora el sueño; **(R)** fomenta la inteligencia; **(C)** alivia la diabetes, favorece la curación de heridas, el sistema inmunitario y la fertilidad, buena para la piel, los nervios y las piernas inquietas.

Disp.: muy escasa ○

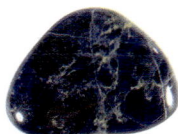

SODALITA
Mineralogía: estructura de silicato que contiene sodio (cúbico, primaria).
Indicaciones: (E) búsqueda de la verdad; **(S)** elimina los sentimientos de culpabilidad, ayuda a ser fiel a uno mismo; **(R)** aumenta la conciencia, el idealismo y la búsqueda de la verdad; **(C)** favorece la asimilación de líquidos, ayuda con los ronquidos, el desánimo, la fiebre, el sobrepeso y la presión sanguínea muy elevada.

Disp.: buena ○

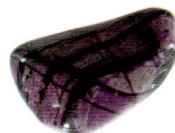

SUGILITA
Mineralogía: anillo de silicato rico en minerales (hexagonal, primaria).
Indicaciones: (E) consecuencia; **(S)** estimula para mantenerse fiel a uno mismo y ayuda con los miedos y la paranoia; **(R)** da fuerza para solucionar conflictos y para llevar a cabo lo planeado sin compromisos; **(C)** ayuda con los dolores, las dolencias nerviosas, la dislexia y los trastornos motores.

Disp.: muy escasa ○

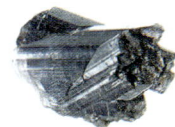

TANZANITA (Zoisita)
Mineralogía: zoisita azul (grupo de silicatos, rómbico, primaria).
Indicaciones: (E) llamamiento, orientación; **(S)** ayuda a superar miedos y crisis y a desarrollar la confianza; **(R)** ayuda a resolver cuestiones de sentido y a acceder a la pureza que hay en uno mismo; **(C)** favorece el funcionamiento de los riñones, fortalece los nervios y actúa fortaleciendo y reparando.

Disp.: rareza ○

TECTITA
Mineralogía: vidrio formado mediante el impacto de un meteorito (amorfo).
Indicaciones: **(E)** desprendimiento; **(S)** ayuda a liberarse de miedos sobre el futuro y de sensaciones de agobio derivadas del dinero o las posesiones; **(R)** le ayuda a uno a alcanzar el conocimiento de que es un ser espiritual; **(C)** acelera la curación, ayuda con los daños producidos por la radiación y las enfermedades infecciosas.

Disp.: buena ○

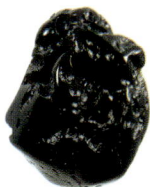

THULITA (Zoisita)
Mineralogía: manganeso y zoisita (grupo de silicatos, rómbico, terciaria).
Indicaciones: **(E)** ánimo, retos; **(S)** ayuda a superarse a uno mismo, estimula el romanticismo y la sexualidad; **(R)** ayuda a disfrutar los deseos, las fantasías y las necesidades; **(C)** favorece la fertilidad y la regeneración y fortalece los órganos sexuales.

Disp.: escasa ○

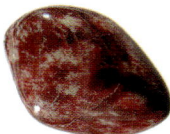

TOPACIO AMARILLO
Mineralogía: aluminio y silicato que contienen cromo (rómbico, primaria).
Indicaciones: **(E)** autoestima; **(S)** fomenta la seguridad en uno mismo y la conciencia del valor que uno tiene; **(R)** ayuda a apreciar los resultados de la vida y los actos que uno ha realizado; **(C)** estimula la digestión y el metabolismo, fortalece el estómago, el páncreas y el intestino delgado.

Disp.: muy escasa ○

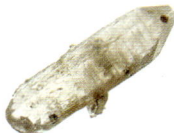

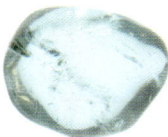

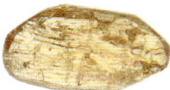

TOPACIO AZUL
Mineralogía: aluminio y silicato que contienen hierro (rómbico, primaria).
Indicaciones: **(E)** confianza en uno mismo; **(S)** le ayuda a uno a fiarse de sus propias capacidades y a sentirse seguro de estas; **(R)** ayuda a conseguir extraer sabiduría de los giros que da el destino; **(C)** fortalece los nervios, mejora la digestión y la asimilación de nutrientes.

Disp.: muy escasa ○

TOPACIO IMPERIAL (Topacio dorado)
Mineralogía: aluminio y silicato que contienen fósforo (rómbico, primaria).
Indicaciones: **(E)** conciencia de uno mismo; **(S)** le estimula a uno para situarse en el lugar adecuado, ayuda con la depresión; **(R)** favorece la realización de grandes planes; **(C)** ayuda con las molestias nerviosas, los trastornos alimentarios y digestivos (también anorexia), favorece el metabolismo y la fertilidad de la mujer.

Disp.: muy escasa ○

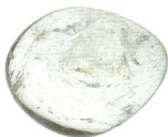

TOPACIO INCOLORO
Mineralogía: aluminio y silicato (rómbico, primaria).

Indicaciones: **(E)** realización personal; **(S)** ayuda a sacar a la luz la riqueza interior de uno en forma de conocimiento y capacidades; **(R)** favorece el desarrollo espiritual y a reconocer con claridad las metas personales; **(C)** ayuda en caso de deficiencia visual, con las dolencias en los ojos y estimula el metabolismo.

Disp.: buena ○

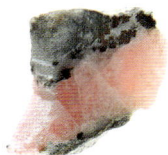

TUGTUPITA
Mineralogía: estructura de silicato que contiene sodio (tetragonal, primaria).

Indicaciones: **(E)** convencimiento, entendimiento; **(S)** fortalece la conciencia de uno mismo, hace que desaparezcan sentimientos de venganza y la autocompasión; **(R)** pone fin a la desconfianza en uno mismo y a las lamentaciones, ayuda a aprender de los errores y a ser fiel a las sensaciones que uno tiene; **(C)** ayuda con las cardiopatías y los dolores de riñones.

Disp.: rareza ○

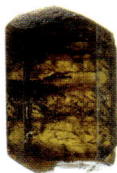

TURMALINA (Dravita)
Mineralogía: magnesio, aluminio y turmalina (trigonal, primaria).

Indicaciones: **(E)** sentido comunitario; **(S)** fomenta la disponibilidad para ayudar y el compromiso social; **(R)** aporta una creatividad pragmática y una dotación para las actividades manuales; **(C)** estimula la regeneración de las células, los tejidos, la piel y la curación de cicatrices, ayuda en caso de celulitis.

Disp.: escasa ○

TURMALINA (Turmalina Paraiba)
Mineralogía: turmalina que contiene cobre (anillo de boro y silicato, trigonal, primaria).

Indicaciones: **(E)** amor, belleza; **(S)** hace posible disfrutar del amor del mundo que le rodea a uno y que está en todos los seres, ayuda a tener sueños profundos; **(R)** fomenta la justicia, la capacidad de decisión, aclara en caso de confusión; **(C)** estimula las hormonas, el hígado, los nervios y el cerebro.

Disp.: rareza ○

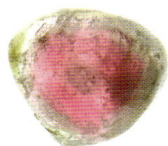

TURMALINA (Turmalina sandía)
Mineralogía: turmalina verde con núcleo rojo (trigonal, primaria).

Indicaciones: **(E)** entendimiento; **(S)** favorece el amor, la amistad y la seguridad, alivia los miedos y la depresión; **(R)** ayuda a expresar mejor las intenciones que uno tiene; **(C)** fortalece el corazón, favorece la regeneración nerviosa, ayuda con las parálisis y la esclerosis múltiple.

Disp.: muy escasa ○

TURMALINA AMARILLA

Mineralogía: turmalina amarilla (anillo de boro y silicato, trigonal, primaria).

Indicaciones: (E) suerte; **(S)** favorece que uno tenga una vida feliz y esté satisfecho, fomenta la confianza en las cualidades propias; **(R)** mejora la capacidad de recordar, le hace a uno emprendedor y le aporta una visión positiva para contemplar el mundo; **(C)** estimula los sentidos, los nervios, la digestión y el metabolismo.

Disp.: muy escasa ○

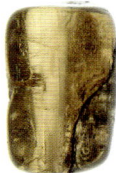

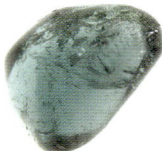

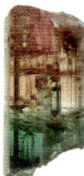

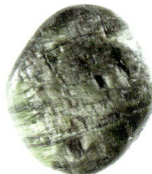

TURMALINA AZUL (Indigolita)

Mineralogía: turmalina azul (anillo de boro y silicato, trigonal, primaria).

Indicaciones: (E) fidelidad y ética; **(S)** elimina la tristeza y los sentimientos bloqueados; **(R)** le hace a uno abierto, tolerante, favorece el amor verdadero y el sentido de la responsabilidad; **(C)** estimula la hidratación y la evacuación a través de los riñones y la vejiga, contribuye a curar mejor las quemaduras.

Disp.: muy escasa ○

TURMALINA MULTICOLOR

Mineralogía: turmalina de varios colores (anillo de boro y silicato, trigonal, primaria).

Indicaciones: (E) plenitud, ayuda a armonizar en una única unidad el espíritu, el alma, el entendimiento y el cuerpo; **(S)** estimula la fantasía y los sueños; **(R)** ayuda a reconocer el desarrollo y conducirse hacia él; **(C)** equilibra los nervios, el metabolismo, las glándulas hormonales y el sistema inmunitario.

Disp.: muy escasa ○

TURMALINA NEGRA (Chorlo)

Mineralogía: hierro, aluminio y turmalina negros (trigonal, primaria).

Indicaciones: (E) neutralidad; **(S)** fomenta la serenidad, alivia el estrés, protege de las influencias extrañas, mejora el sueño; **(R)** le aporta a uno serenidad, claridad, lógica y racionalidad; **(C)** ayuda con los daños fruto de las radiaciones, los dolores, las durezas, la sensación de sordera, quita las cicatrices.

Disp.: buena ○

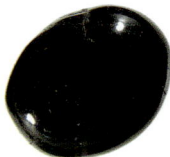

TURMALINA OJO DE GATO

Mineralogía: turmalina fibrosa con destellos (trigonal, primaria).

Indicaciones: (E) fantasía; **(S)** ayuda a beneficiarse de un mundo interior de imágenes rico; **(R)** aporta nuevos puntos de vista, muestra lo especial de cada cosa; **(C)** para los nervios, la percepción mediante los sentidos, la desintoxicación, la evacuación, las articulaciones, actúa sobre la cabeza y las vías respiratorias.

Disp.: muy escasa ○

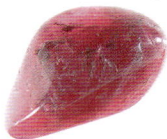

TURMALINA ROJA (Rubelita)

Mineralogía: turmalina roja (anillo de boro y silicato, trigonal, primaria).
Indicaciones: (E) vivacidad; **(S)** le hace a uno sociable, alegre y fomenta la alegría por la propia sexualidad; **(R)** ayuda a entregarse a una cosa de forma activa, enérgica y con dedicación; **(C)** fortalece la función de los nervios, la sangre, el bazo, el corazón y los órganos sexuales.

Disp.: escasa ○

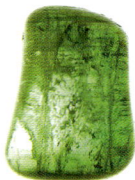

TURMALINA VERDE (Verdelita)

Mineralogía: turmalina verde (anillo de boro y silicato, trigonal, primaria).
Indicaciones: (E) gratitud; **(S)** ayuda a ver lo maravilloso de la vida; **(R)** fomenta el interés por el prójimo y el medio ambiente; **(C)** desintoxica, fortalece los nervios, el corazón, el intestino, las articulaciones y los tejidos funcionales (paréquimas), ayuda con procesos degenerativos y tumores.

Disp.: escasa ○

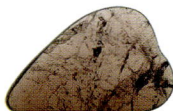

TURMALINA VIOLETA (Apirita)

Mineralogía: turmalina violeta (anillo de boro y silicato, trigonal, primaria).
Indicaciones: (E) sabiduría; **(S)** favorece una paz espiritual profunda y ayuda a contemplar a las demás personas y el mundo de forma «sana»; **(R)** ayuda a encontrar las mejores soluciones para los problemas; **(C)** armoniza el sistema nervioso y el metabolismo hormonal, regula la respiración, el cerebro y el intestino.

Disp.: muy escasa ○

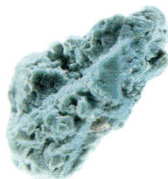

TURQUESA

Mineralogía: cobre, aluminio y fosfato básicos (triclínico, secundaria).
Indicaciones: (E) destino; **(S)** actúa equilibrando, animando y protegiendo de las influencias extrañas; **(R)** hace posible reconocer los motivos de la dicha o la desdicha y a dominarlos; **(C)** ayuda con la fatiga, la acidez extrema, el reúma, la gota, los dolores estomacales y los calambres.

Disp.: escasa ○

ULEXITA

Mineralogía: sodio, calcio y borato de hidrógeno (triclínico, secundaria).
Indicaciones: (E) atención; **(S)** actúa de forma reparadora y estabilizadora en caso de depresión repentina y desvanecimiento; **(R)** ayuda a observar con atención y a ver las cosas tal y como son; **(C)** fortalece los nervios, ayuda en caso de mareos y con las dolencias en los ojos.

Disp.: escasa ○

VANADINITA
Mineralogía: óxido de plomo y pentóxido de divanadio (hexagonal, secundaria).
Indicaciones: (E) superación; **(S)** ayuda a superar sentimientos de ruina, destrucción e inutilidad; **(R)** ayuda a trabajar sobre uno mismo en situaciones paralizantes; **(C)** activa las enfermedades que están latentes, ayuda con las inflamaciones que no se han curado bien.

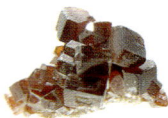

Disp.: muy escasa ○

VARISCITA
Mineralogía: fosfato de aluminio hidratado (rómbico, secundaria).
Indicaciones: (E) ánimos; **(S)** ayuda en caso de cansancio crónico, alivia el desasosiego interior; **(R)** aporta serenidad y racionalidad, ayuda a expresarse con claridad; **(C)** da energía, disminuye la acidez extrema, ayuda con el ardor de estómago, la gastritis, la úlcera estomacal, el reúma y la gota.

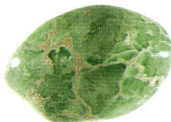

Disp.: escasa ○

VERDITA (Fuchsita, serpentina y arcilla)
Mineralogía: fuchsita con serpentina y/o minerales arcillosos (monoclínico, secundaria).
Indicaciones: (E) atención; **(S)** ayuda a ser consciente de las influencias extrañas, lo hace a uno estable y le da capacidad para resistir; **(R)** ayuda a responsabilizarse de las consecuencias de los actos que uno ha cometido; **(C)** favorece que la acidez desaparezca, potencia la desintoxicación y la evacuación, fortalece el estómago, el hígado y el intestino.

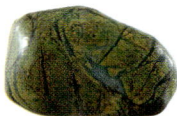

Disp.: escasa ○

VESUBIANITA (Californita)
Mineralogía: roca que contiene vesubiana (vesubiana: tetragonal, terciaria).
Indicaciones: (E) sinceridad, interés, curiosidad; **(S)** ayuda a cambiar situaciones que le hacen sentir a uno fuertemente encarcelado y pautas de comportamiento; **(R)** fomenta el hablar abiertamente para aclarar disgustos o decepciones; **(C)** quita la acidez y favorece la regeneración, cura las inflamaciones.

Disp.: escasa ○

VESUBIANITA (Idocrasa)
Mineralogía: grupo de silicatos rico en minerales (tetragonal, terciaria).
Indicaciones: (E) sinceridad, espíritu investigador; **(S)** hace posible superar costumbres y miedos; **(R)** ayuda a descubrir de forma consciente las máscaras y las fachadas de la falsedad; **(C)** favorece la regeneración, fortalece el hígado y los nervios, quita la acidez, cura las inflamaciones.

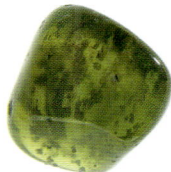

Disp.: muy escasa ○

VIDRIO (Natural)
Mineralogía: fusión de dióxido de silicio helado (amorfo, primaria).
Indicaciones: (E) alegría, diversión; **(S)** lo hace a uno espontáneo, impulsivo y sociable, favorece la alegría; **(R)** permite contemplar la realidad sin dudas y desde muchos puntos de vista; **(C)** ayuda con la turbidez de la niña del ojo y de la lente ocular (catarátas), es buena para el estómago y el páncreas.

Disp.: muy escasa ○

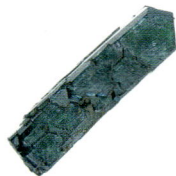

VIVIANITA
Mineralogía: fosfato de hierro hidratado (monoclínico, secundaria).
Indicaciones: (E) intensidad; **(S)** vivifica, libera de sentimientos enterrados, aporta intensidad a la vida y en ocasiones, la hace inquietante; **(R)** ayuda en caso de aburrimiento y aporta nuevos aires a las relaciones que se han quedado ancladas; **(C)** quita la acidez, estimula el hígado, ayuda en caso de debilidad o falta de fuerzas.

Disp.: rareza ○

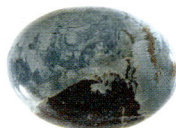

WARDITA
Mineralogía: sodio, aluminio y fosfato (tetragonal, secundaria).
Indicaciones: (E) sinceridad, franqueza; **(S)** ayuda a mostrarse tal y ¸como uno es, sin sentirse desprotegido; **(R)** hace más fácil aclarar conflictos de pareja; **(C)** reconstituye y fortalece, ayuda en caso de acidez extrema y de dolor en los riñones, en las vías urinarias y en la vejiga.

Disp.: rareza ○

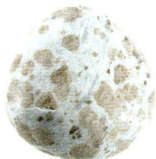

WOLLASTONITA
Mineralogía: anillo de calcio y silicato (triclínico, terciaria).
Indicaciones: (E) solidez, apoyo; **(S)** favorece que uno se mantenga firme en caso de ataques emocionales; **(R)** gran determinación, afianza las convicciones propias; **(C)** buena para los tejidos, el crecimiento, las forma física, la postura y la coordinación de los movimientos.

Disp.: muy escasa ○

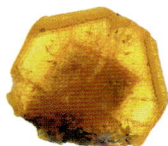

WULFENITA
Mineralogía: molibdato de plomo (tetragonal, secundaria).
Indicaciones: (E) libertad de movimiento; **(S)** libera del retraimiento compulsivo; **(R)** ayuda a reconocer los mecanismos de adaptación y modelos de aprendizaje y a manejarse con ellos libremente; **(C)** ayuda en caso de durezas, deshidratación, cuando se hace un régimen, con la atrofia muscular y la formación de piedras.

Disp.: muy escasa ○

ZAFIRO
Mineralogía: corindón (óxido de aluminio, trigonal, primaria/generalmente terciaria).
Indicaciones: (E) fuerza de espíritu, sutileza; **(S)** transmite una tranquilidad interior inquebrantable; **(R)** ayuda a relacionar los pensamientos y a apostar por una meta con mucha energía; **(C)** actúa aliviando dolores, fortalece los nervios, baja la fiebre y la presión sanguínea.
Disp.: buena ○

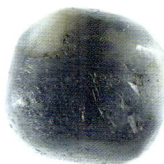

ZAFIRO (Con filamentos de rutilo)
Mineralogía: zafiro con destellos debido a los filamentos de rutilo (trigonal, terciaria).
Indicaciones: (E) amor verdadero, recogimiento; **(S)** calma y ayuda en caso de depresiones y alucinaciones; **(R)** aporta serenidad y estimula a poner a prueba la integridad y la fiabilidad de los demás y de uno mismo; **(C)** ayuda con enfermedades del intestino, de los nervios y del cerebro.
Disp.: muy escasa ○

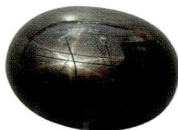

ZIRCON
Mineralogía: circonio y grupo de silicatos (tetragonal, primaria).
Indicaciones: (E) sentido de la existencia; **(S)** ayuda a superar pérdidas y a soltar aquello a lo que un se aferra; **(R)** aporta el conocimiento para distinguir lo que es perecedero de lo que es realmente importante; **(C)** actúa de forma estimulante, alivia los dolores, quita los calambres y entre otras cosas, ayuda con los retrasos menstruales.
Disp.: escasa ○

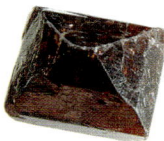

ZOISITA
Mineralogía: calcio, aluminio, grupo de silicatos (rómbico, terciaria).
Indicaciones: (E) regeneración, capacidad para construir; **(S)** favorece la recuperación después de una enfermedad o de haber sufrido una carga muy pesada; **(R)** le ayuda a uno a liberarse de situaciones en las que deciden por uno o en las que uno se tiene que adaptar a los demás; **(C)** cura las inflamaciones, fortalece la regeneración de las células y los tejidos.
Disp.: buena ○

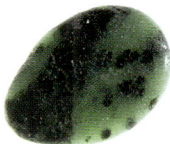

ZOISITA CON RUBINA (Aniolita)
Mineralogía: rubina en matrix de zoisita (trigonal/rómbico, terciaria).
Indicaciones: (E) dinamismo, regeneración; **(S)** aviva sentimientos que uno reprime, mejora la potencia; **(R)** fomenta el compromiso productivo; **(C)** actúa quitando la acidez, regenera, favorece la fertilidad, ayuda con dolores de bazo, próstata, molestias en testículos y ovarios.

Disp.: escasa ○

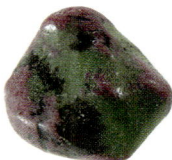

Índice de búsqueda

Cuarzo cristal de roca (Cristal fantasma con clorita)
Cuarzo cristal de roca (Cristal fantasma)
Cuarzo cristal de roca (Cristal generador)
Cuarzo cristal de roca (Cristal medial)
Cuarzo cristal de roca (Cristal tabular)
Cuarzo cristal de roca (Cristal transmisor)
Cuarzo cristal de roca (Cuarzo aguja)
Cuarzo cristal de roca (Cuarzo de la armonía)
Cuarzo cristal de roca (Hebras de cuarzo)
Cuarzo cristal de roca (Herkimer)
Cuarzo cristal de roca (Roca de hielo, Espejo de bruja, Piedra estrellada)
Cuarzo cristal de roca
Cuarzo de azufre
Cuarzo de hematita o Hematites
Cuarzo de ilmenita
Cuarzo de jamesonita
Cuarzo de lavanda (Calcedonia violeta)
Cuarzo de níquel
Cuarzo de oro (Ojo de tigre de cuarzo)
Cuarzo de rosa
Cuarzo de rutilo amarillo
Cuarzo de rutilo azul (Grupo de los cuarzos azules)
Cuarzo de rutilo claro
Cuarzo de rutilo rojo
Cuarzo de turmalina
Cuarzo Eisenkiesel
Cuarzo nebuloso
Cuarzo rosa
Cuarzo rosa
Cuarzo rosa (Cuarzo rutilado)
Cuarzo y Ojo de Gato (Aqualita)
Cuncita (Espodumeno)
Damburita
Diamante
Diáspora
Diopsida
Diopsida (Diopsida de estrella)
Diopsida de cromo
Dioptasa

Distena azul (Kyanita azul)
Distena verde
Dolomita bandeada
Dolomita beis
Dolomita blanca
Dolomita con pirita
Dolomita naranja
Dumortierita
Eclogita
Egirina (Acmita)
Egirina-Augita (Acmita Augita)
Eldarita
Epidota
Epidota cuarzo (Epidosita)
Epidota feldespato (Unaquita)
Escapolita (Piedra bastón, Wernerita)
Esfalerita (Blenda acaramelada)
Esfalerita (Blenda de cinc)
Esfalerita wurtzita
Esfena (Titanita)
Esmeralda
Esmeralda en Matrix
Espinela
Estaurolita
Esteatita (Talco)
Estilbita
Estromatolita
Estroncianita
Eudialita
Feldespato (Feldespato colorido)
Flogopita
Flogopita Antofilita
Fluorita amarilla
Fluorita azul
Fluorita colorida
Fluorita incolora
Fluorita rosa
Fluorita verde
Fluorita violeta
Fluorita-Ópalo
Fósil de foraminífero
Fuchsita
Fuchsita Distena
Gabro
Galaxita (Roca Labradorita)
Galena
Gaspeita
Glaucofana con granate
Glaucomita en gres
Gneis
Goetita de cuarzo (Cacoxenita)

Granate almandino
Granate andradita
Granate en Matrix (Almandina)
Granate espesartina
Granate grosularia
Granate grosularia de cromo
Granate grosularita
Granate hessonita
Granate hidrogrosularia
Granate melanita
Granate piropo
Granate rodolita
Granate tsavorita
Granate uwarovita
Granito
Halita (Sal de gema, sal de roca)
Heliodoro
Heliotropo
Hematita feldespato
Hematita o Hematites
Hematita o Hematites bandeada (Mineral de hierro a bandas)
Hematita o Hematites con magnetita
Hemimorfita
Heulandita
Hidenita (Espodumeno)
Hiperstena
Hornblenda
Hornstein colorido (Colorido de sílex)
Hornstein marrón
Howlita
Jade de magnetita (Nefrita con magnetita)
Jade lavanda (Jadeíta lila)
Jadeíta (Jade)
Jadeíta negra (Jade negro)
Jaspe (Jaspe con detritos)
Jaspe (Jaspe Poppy)
Jaspe (Jaspe Turitella)
Jaspe (Jaspe volcánico, Orellanita)
Jaspe (Piedra pintoresca del Kalahari)
Jaspe amarillo
Jaspe beis (Jaspe de marfil)
Jaspe beis y marrón
Jaspe colorido
Jaspe con hematita (Jaspe de hierro)
Jaspe marrón
Jaspe marrón y gris

Jaspe oceánico (Ágata oceánica)
Jaspe rojo
Jaspe verde
Kimberlita
Labradorita (Feldespato)
Labradorita (Feldespato, Espectrolita)
Labradorita blanca (Feldespato, tipo de Piedra lunar, Adularia)
Lapislázuli
Lapislázuli con calcita
Larimar (Pectolita azul)
Larvikita (Sienita)
Lazulita
Lepidolita
Limonita
Lingam de Shiva
Madera agatizada (Cuarzo)
Madera de palmera fosilizada
Madera fosilizada
Madera fosilizada (convertida en cuarzo)
Madera fosilizada (convertida en ópalo) (Xilópalo)
Magnesia
Magnesita
Magnetita
Malaquita
Marcasita
Mármol
Mármol blanco y negro
Meteorito de hierro y níquel
Moldavita
Mondolita (Cuarzo Eisenkiesel y calcedonia)
Moocaíta
Moqui Marble (Bola de limonita)
Morganita
Muscovita
Natrolita
Nefrita
Niquelina
Nuumita
Obsidiana (Copo de nieve, Vidrio volcánico)
Obsidiana (Obsidiana arcoíris)
Obsidiana (Obsidiana ahumada)
Obsidiana (Obsidiana Mahagoni)
Obsidiana (Obsidiana nevada)
Obsidiana (Obsidiana de oro)
Obsidiana (Obsidiana de plata)
Oficalcita (Mármol de Connemara)

Ojo de buey
Ojo Falken
Ojo de tigre
Ojo de tigre con Ojo Falken
Olivina española (Peridotita, Dunita)
Ónice
Ónice mármol (Aragonita calcita)
Oolita (Oolita de hierro)
Opalita
Ópalo (Halita)
Ópalo (Ópalo de los Andes)
Ópalo (Ópalo de níquel)
Ópalo (Ópalo musgoso)
Ópalo (Ópalo rosa de los Andes)
Ópalo azul
Ópalo blanco (Ópalo leche)
Ópalo Calcedonia
Ópalo de fuego
Ópalo dendrita
Ópalo en Matrix
Ópalo incoloro (Ópalo de los Andes)
Ópalo noble (Nuez de Yowah)
Ópalo noble (Ópalo de cristal)
Ópalo noble (Ópalo en roca, Ópalo Boulder)
Ópalo noble blanco (Ópalo blanco)
Ópalo noble negro
Ópalo ojo de gato
Ópalo verde
Oro
Ortoclasa (Feldespato, Feldespato ortosa)
Palasita
Peridota (Olvina, Crisolita)
Petalita
Piedra de Printstone (Arenisca)
Piedra Eilat (Crisocola, Malaquita y Azurita)
Piedra lunar (Feldespato)
Piemontita, Cuazo y Mica
Pietersita
Pirita (Cubo)
Pirita (Grupos de Pirita)
Pirita (Pirita que evoca al sol)
Pirofilita
Plasma
Porcelanita
Porcelanita
Porfirita (Cuarzita Riebeckita)
Porfirita (Piedra del crisantemo)

Porfirita (Tipo de pórfido)
Prasem
Prasem (Cuarzo de Prasem)
Prasiolita amatista
Prehnita amarilla
Prehnita verde
Psilomelana
Purpurita
Quiastolita
Richterita
Riolita
Riolita (Jaspe leopardo)
Riolita (Piedra azteca)
Rodocrosita
Rodonita
Rosa del desierto
Rubí
Rubí
Rubí distena
Rubí distena fuchsita
Sardo
Sardónice
Selenita
Septaria
Serpentina
Serpentina con cromita
Serpentina noble
Siderita
Sílex
Smithsonita
Sodalita
Sugilita
Tanzanita (Zoisita)
Tectita
Thulita (Zoisita)
Topacio amarillo
Topacio azul
Topacio imperial (Topacio dorado)
Topacio incoloro
Tugtupita
Turmalina (Dravita)
Turmalina (Turmalina paraiba)
Turmalina (Turmalina sandía)
Turmalina amarilla
Turmalina azul (Indigolita)
Turmalina multicolor
Turmalina negra (Chorlo)
Turmalina ojo de gato
Turmalina roja (Rubelita)
Turmalina verde (Verdelita)
Turmalina violeta (Apirita)
Turquesa
Ulexita
Vanadinita

Variscita

Verdita (Fuchsita, Serpentina y Arcilla)

Vesubianita (Californita)

Vesubianita (Idocrasa)

Vidrio (Natural)

Vivianita

Wardita

Wollastonita

Wulfenita

Zafiro

Zafiro (con filamentos de rutilo)

Zircón

Zoisita

Zoisita con rubina (Aniolita)

Agradecimientos

En primer lugar me gustaría agradecer a Ute Weigel, de Wuppertal, por haber solicitado una ampliación de mi libro *El arte curativo de las piedras,* petición que puso en marcha todo este trabajo.

El trabajo que empezó en 1993 con una guía de piedras curativas termina ahora después de diez años.

Además, quiero dirigir unas palabras de agradecimiento especiales a Annete Jakobi, de Cairn Elen, por las investigaciones incansables que ha llevado a cabo; a Walter von Holst, por la información sobre el arte de las piedras curativas que ha aportado y por sus anotaciones y correcciones; a Bernhard Bruder, del EPI (Instituto de investigación sobre piedras preciosas), por la investigación gemológica y la corrección de las descripciones mineralógicas; a Ines Blersch, de Stuttgart, por el trabajo tan laborioso que ha realizado fotografiando 430 piedras de forma que mejor se vieran, y a Fred Hageneder, de Dragon Design, por la ejecución magistral de convertir aquel grueso de información en un libro de bolsillo manejable.

Y por supuesto, le agradezco encarecidamente a mi editor, Andreas Lentz, la paciencia que ha demostrado aplazando constantemente las fechas de entrega.

Además, agradezco a todos los que hicieron posible esta guía de piedras curativas con sus aportaciones, su información sobre las piedras actuales, sus aplicaciones curativas Heilwirkung y su disponibilidad, así como a todos los que me permitieron acceder a sus colecciones para encontrar modelos que fotografiar: Franca Bauer, Ruth y Werner Berger, Wolfgang Dei, Beate Diederich, Erwin Engelhardt, Erik Fey, Dagmar Fleck, Manfred Flinzner, Margarete Gebbers, Joachim Goebel, Claire Hermann, Walter von Holst, Annette y Dieter Jakobi, Ava Keller, Tim Lemke, Peter Lind, Ursula y Joachim Neumann, Peter Peiner, Sabine Schneider-Kühnle, Marco Shcreier, Anita Schöpf, Karl-Heinz Schwarz, Andreas Stucki, Kerstin Wagner y Sarala Zimper.

Dirección de contacto

Para plantear preguntas, exponer críticas, comentarios y observaciones póngase en contacto conmigo a través de la escuela *Lebensschule Cairn Elen* de Tubinga.

En esta dirección, usted podrá encontrar información acerca de los seminarios sobre el arte curativo de las piedras y demás información:

Cairn Elen Lebensschule Tubinga
Stäudach 58/1 · D-72074 Tubinga
Telf. 07071 -364719 · Fax: 07071 -388 68
Correo electrónico: info@cairn-elen.de
Internet: www.cairn-elen.de
www.steinheilkunde.de